U0294800

华西口腔医院医疗诊疗与操作常规系列丛书

口腔种植科诊疗与操作常规

主　　编　宫　苹　袁　泉

副 主 编　莫安春　满　毅

编　　者（以姓氏笔画为序）

　　　　　伍颖颖　向　琳　李　华　杨　阳　杨醒眉　何　鲲
　　　　　何金枝　汪永跃　张　亮　欧国敏　宫　苹　姚　洋
　　　　　班　宇　袁　泉　莫安春　徐　欣　唐　华　黄　炎
　　　　　康　宁　彭　琳　谢　萍　满　毅　蔡潇潇　谭　震
　　　　　魏　娜

主编助理　蔡潇潇

人民卫生出版社

图书在版编目（CIP）数据

口腔种植科诊疗与操作常规 / 宫苹，袁泉主编 . —
北京：人民卫生出版社，2018

（华西口腔医院医疗诊疗与操作常规系列丛书）

ISBN 978-7-117-27639-9

Ⅰ. ①口… Ⅱ. ①宫… ②袁… Ⅲ. ①种植牙 – 口腔
外科学 – 技术操作规程　Ⅳ. ①R782.12-65

中国版本图书馆 CIP 数据核字（2018）第 239971 号

| 人卫智网 | www.ipmph.com | 医学教育、学术、考试、健康，
购书智慧智能综合服务平台 |
| 人卫官网 | www.pmph.com | 人卫官方资讯发布平台 |

口腔种植科诊疗与操作常规

主　　编：宫　苹　袁　泉
出版发行：人民卫生出版社（中继线 010-59780011）
地　　址：北京市朝阳区潘家园南里 19 号
邮　　编：100021
E - mail：pmph @ pmph.com
购书热线：010-59787592　010-59787584　010-65264830
印　　刷：廊坊一二〇六印刷厂
经　　销：新华书店
开　　本：710×1000　1/16　　印张:6
字　　数：101 千字
版　　次：2018 年 11 月第 1 版　2020 年 11 月第 1 版第 4 次印刷
标准书号：ISBN 978-7-117-27639-9
定　　价：35.00 元

打击盗版举报电话：010-59787491　E-mail：WQ @ pmph.com
（凡属印装质量问题请与本社市场营销中心联系退换）

总序

四川大学华西口腔医院始建于 1907 年，是中国第一个口腔专科医院。作为中国现代口腔医学的发源地，华西口腔为中国口腔医学的发展作出了杰出贡献，培养了一大批口腔医学大师巨匠、精英栋梁和实用人才。

百余年来，四川大学华西口腔医院坚持医疗立院、人才兴院、学术强院的发展思路，在临床诊疗、人才培养、科学研究、文化传承中不断创新发展，形成了华西特色的口腔临床诊疗规范和人才培养模式，具有科学性、指导性，易于基层推广。在多年的医疗工作、临床教学、对外交流、对口支援、精准帮扶工作中，深深地感到各层次的口腔医疗机构、口腔医务工作者、口腔医学生、口腔医学研究生、口腔规培医师，以及口腔医疗管理人员等迫切需要规范性和指导性的临床诊疗书籍。为此，四川大学华西口腔医院组成专家团队，集全院之力，精心准备，认真撰写，完成了这套诊疗与操作常规系列丛书。

《华西口腔医院医疗诊疗与操作常规》系列丛书共分 17 册，包括口腔医学所有临床学科专业。本系列丛书特点：①理论结合实际，既包括基础知识，又有现代高新技术；内容编排更贴近临床应用，深入浅出的理论分析，清晰的工作流程，明确的操作步骤；②体系完整，各分册既独立成书，又交叉协同，对临床上开展多学科会诊、多专业联动也有较强的指导性；③内容周详，重点突出，文笔流畅，既能作为教材系统学习，又能作为工具书查阅，还能作为临床管理工具运用，具有非常强的可阅读性和可操作性。

衷心感谢主编团队以及参与本系列丛书撰写的所有同仁们！感谢人民卫生出版社在出版方面给予的大力支持！感谢所有的读者！

谨以此书献给四川大学华西口腔医院 111 周年华诞！

《华西口腔医院医疗诊疗与操作常规》总主编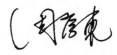

2018 年 9 月于华西坝

序

口腔种植学是一门新型口腔医学交叉学科,与口腔基础医学、牙槽外科学、牙周病学、临床微生物学、骨发育与代谢、生物力学、材料科学、计算机科学、制造科学等有着密切的关系,体现多学科的交叉融合,成为当今口腔医学领域最为活跃的学科和国家临床重点专科。种植牙修复技术是目前牙缺失治疗的最佳修复方式,为越来越多牙缺失患者带来福音,被誉为人类的第三副牙。

20 世纪 70 年代末,四川大学华西口腔医院在我国最早开展口腔种植学的基础和临床新技术的研究,在陈安玉教授、张兴栋院士的带领下,取得了显著的成果,完成了大量种植修复临床病例,积累了较丰富的临床经验,许多研究成果和成功率达世界一流水平,2014 年获批国家临床重点专科。面对牙种植修复治疗需求的高速发展,新技术和新理念不断涌现的今天,对临床实践和经验进行系统梳理总结,正确把握种植治疗的原则,规范运用各种治疗方法和技术,从而使临床治疗更加规范,流程更加合理,并提高质量与安全。本书系统介绍了四川大学华西口腔医院种植科 30 多年来开展牙种植治疗的经验,以规范口腔种植的临床诊疗和操作为目的,以简洁明确的风格,系统阐述了口腔种植术前的检查准备、牙列缺损和缺失的诊疗原则和方案,种植外科、修复和维护的规范化流程,为临床医师答疑解惑,为我国口腔种植学的发展贡献力量。

周学东

2018 年 6 月

前言

　　种植牙是当今修复牙列缺损和缺失的重要临床方法，牙列缺损或缺失患者无论是全身还是局部均存在明显的个体差异和不确定性，正确地制订临床方案，准确无误地实施种植体手术植入和修复十分重要。随着口腔种植学理论和临床技术的不断完善，四川大学华西口腔医院种植科的牙种植修复成功率已达到世界先进水平，并在理论研究和临床实践中获得了一定的成果。本书集合了四川大学华西口腔医院种植科多年的临床实践和总结，由种植科全体医师参与编写。内容在保持新颖、理论联系实际的前提下，将全书分为口腔种植诊疗和操作常规两大部分，对操作常规作了重点介绍，并对核心内容和华西的新方法列出了主要参考文献，力求文字简练，内容简明扼要，实用性强。口腔医师通过本书的学习，能够系统地掌握口腔种植诊疗原则，操作规范、安全，保证口腔种植修复临床常规治疗的标准化。

　　鉴于本书作者知识的局限性，难免存在错误和疏漏，诚挚地希望广大读者批评指正，谨致谢意。

宫苹　袁泉

2018 年 6 月

目录

第一章

口腔种植术前检查

种植术前,通过口腔检查、影像学检查、实验室和特殊检查等,全面评估患者口腔状况和全身情况,制订全面而有针对性的治疗方案。

第一节 口 腔 检 查

一、问诊

1. 主诉　就诊目的、要求。
2. 现病史　全身健康情况及缺牙区、余留牙、颞下颌关节功能结构现状。
3. 既往史　既往病史和牙缺失原因、治疗情况。如高血压、心脏病、糖尿病等系统性疾病史;用药史、药物过敏史。

二、视诊

1. 精神状况　面部表情、面部对称性、笑线、牙列中线、张口度。
2. 牙龈黏膜色泽　缺失牙部位附着龈宽度、黏膜系带附着、前庭沟深度等。
3. 口内牙缺失位置、数量、缺牙区近远中牙是否向缺隙侧倾斜、对颌牙是否伸长、缺牙区咬合间隙大小等。

三、触诊

牙槽骨和颌骨骨性倒凹位置及范围、局部软组织活动度和颞下颌关节功能等。

四、探诊

检查余留牙牙周袋深度,以及龋坏深度和范围等。

(杨　阳　宫　苹)

第二节　影像学检查

一、CBCT 检查

【概述】

　　CBCT(cone beam computed tomography)全称为锥形束电子计算机体层摄影,照射剂量低,图像分辨率高,可较准确、清晰地显示受检区骨组织的厚度,定位骨结构,获得颌骨的三维立体影像信息。

【注意事项】

　　CBCT 对软组织结构显影不够清晰,无法完全消除种植体周围伪影,临床应用中应加以注意。使用 CBCT 要遵守辐射防护与安全的最优化原则。

二、全景片检查

【概述】

　　曲面体层片(panoramic radiography)是目前种植治疗中一项常规二维 X 线影像学检查,临床上俗称全景片。可显示上、下颌骨解剖结构,较清楚地显示下牙槽神经管位置,缺牙区近、远中向距离,余留牙情况及牙根走向等。放射剂量较 CBCT 小。

【注意事项】

　　全景片存在不同程度的放大及扭曲现象(放大率在 10%~20%,一般下颌比上颌放大率高,后牙比前牙区放大率高),难以精确测量牙槽骨的垂直向高度和近远中向宽度。

　　临床中可通过在拟种植部位的放射模板内放置钢球(通常直径 5mm)测算相应部位失真率,是一种简单且有效的方法。部分数字化全景机自带应用软件且具备自动的失真率校正功能,尤其在校正垂直失真率上效果较好。

三、根尖片检查

【概述】

根尖片(periapical radiography)具有较高空间分辨率和灰度分辨率,放射剂量小,价格低,可反映局部骨小梁二维结构,且金属种植体产生的伪影相对CBCT图像较小。可用于评估相邻牙、牙槽嵴和近远中向牙槽骨的情况,观察种植牙冠修复后边缘适合性,以及在长期随访中了解牙槽骨吸收的情况。

【注意事项】

根尖片存在一定程度的失真,可重复性差,一般不适宜用于评估骨的垂直向高度,不能提供颊舌向和大范围的骨结构信息。

(黄炎　何鲲)

第三节　生命体征检查

【概述】

生命体征检查主要包括呼吸、体温、脉搏、血压等,是维持机体正常活动的支柱,是种植手术前必查指标(表1-3-1)。当相关指标稍有偏离时,可在监护下行种植手术;对于明显异常或严重偏离的,建议和专科医师会诊后,再做进一步手术计划。

表 1-3-1　成人正常生命体征

呼吸(R)	12~24 次 / 分
体温(T)	36~37℃
脉率(P)	60~100 次 / 分
收缩压(SBP)	90~140mmHg
舒张压(DBP)	60~90mmHg

【注意事项】

术前应充分了解患有系统性疾病者的用药情况,术中密切观察,对于可能发生的意外须有应急处理预案。

第四节 实验室检查

【概述】

血常规检查、凝血检查、生化检验和感染标志物检查等是体现人体全身基本状况的重要指标（表 1-4-1）。当其检查结果异常时，应全面分析或请专科医师会诊，拟定治疗方案，排除、降低手术风险。

表 1-4-1 四川大学华西口腔医院检验科检验参考值

白细胞数（WBC）	$3.5 \sim 9.5 \times 10^9/L$
血小板数（PLT）	$100 \sim 300 \times 10^9/L$
红细胞计数（RBC）	$4.3 \sim 5.8 \times 10^{12}/L$
血红蛋白浓度（HGB）	$130 \sim 175g/L$
中性粒细胞百分比（NEUT%）	$50\% \sim 70\%$
红细胞压积（HCT）	$40\% \sim 50\%$
血小板压积（PCT）	$0.1\% \sim 0.4\%$
中性粒细胞绝对值（NEUT#）	$2 \sim 7 \times 10^9/L$
淋巴细胞绝对值（LYMPH#）	$0.8 \sim 4 \times 10^9/L$
单核细胞绝对值（MONO#）	$0.12 \sim 1 \times 10^9/L$
嗜酸性粒细胞绝对值（EO#）	$0.02 \sim 0.5 \times 10^9/L$
嗜碱性粒细胞绝对值（BASO#）	$0 \sim 1 \times 10^9/L$
总胆红素（TBIL）	$5.1 \sim 28.0\mu mol/L$
总蛋白（TP）	$60.0 \sim 85.0g/L$
丙氨酸氨基转移酶（ALT）	$9 \sim 50U/L$
天门冬氨酸氨基转移酶（AST）	$15 \sim 40U/L$
碱性磷酸酶（ALP）	$40 \sim 150U/L$
总胆汁酸（TBA）	$0.0 \sim 10.0\mu mol/L$
胆碱酯酶（CHE）	$5000 \sim 12\,000U/L$
尿素（UREA）	$2.9 \sim 8.2\mu mol/L$
肌酐（CREA）	$21.5 \sim 104.0\mu mol/L$
尿酸（UA）	$208 \sim 428\mu mol/L$
肌酸激酶（CK）	$38 \sim 174U/L$
乳酸脱氢酶（LDH）	$109 \sim 245U/L$

续表

葡萄糖（GlU）	3.9~6.1μmol/L
甘油三酯（TG）	0~1.7μmol/L
总胆固醇（TC）	0~5.2μmol/L
凝血酶原时间（PT）	9~13 秒
纤维蛋白原浓度（FBG-C）	2~4g/L
活化部分凝血活酶时间（APTT）	23~37 秒
凝血酶时间（TT）	14~21 秒
糖化血红蛋白（HbAlc）	3.8%~5.8%

【注意事项】

不同医院因检测机器和试剂不同，参考值有一定偏差，请以检验单为准。

（何鲲　黄炎）

第五节　特　殊　检　查

一、种植体动度测量

【概述】

种植体动度（implant stability quotient）测量是采用非侵入式技术检测种植体稳定性的一种手段，即通过共振频率分析（resonance frequency analysis）检测骨内种植体稳定性，可在一定程度上反映种植体的稳定性以及骨接触率，为修复时机及负载方案提供参考。

【操作步骤】

1. 移除种植体愈合帽或任何上部修复体。

2. 选取与需测量的种植体型号相应的测量杆。

3. 使用测量杆旋入器徒手将测量杆旋入种植体。

4. 开启种植体动度测量仪，将种植体动度测量仪的探头置于距测量杆 3~5mm 处，待测量仪显示读数后即完成测量。种植体应从颊舌向和近远中向两个方向进行测量，两者中较低的读数更能反映种植体的实际动度。

5. 种植体动度的读数与种植体的微动呈非线性相关，可在一定程度上反

映种植体的稳定性,读数从 60 增加到 70,种植体的微动减少 50% 以上。具体参数意义见下:

(1) 70 以上的读数说明种植体稳定性较高,可进行即刻负载;

(2) 60~70 的读数说明种植体稳定性一般,可进行早期或常规负载;

(3) 60 以下的读数说明种植体稳定性较差,应严密监测定期复查种植体动度。

【注意事项】

1. 种植体动度测量仪的探头产生的电磁场可能会干扰心脏起搏器的工作,因此佩戴心脏起搏器的患者慎用种植体动度测量仪。

2. 种植体动度测量仪使用时应远离其他电子设备。

3. 测量杆为一次性耗材。

4. 已完成牙冠修复的种植体,由于与邻牙相接触,无法测定其近远中向的动度。

二、T-Scan 咬合检查

T-Scan 咬合检查是采用膜片状压力传感器记录全牙列的牙尖交错位咬合接触点,以及非牙尖交错位咬合的动态过程和力量分布的方法,可比较准确量化患者牙列中每个咬合点的咬合力大小,并记录患者下颌功能运动过程中这些咬合点力度的变化过程。

【操作步骤】

1. 通过 USB 接口连接电脑与 T-Scan 咬合分析系统手柄,并在电脑上启动相应的应用程序。

2. 传感器膜片一般有大小两种规格,选取与患者牙弓大小相适应的传感器膜片,并通过传感器支架与 T-Scan 手柄连接。

3. 向患者详细解释检查过程,训练患者习惯将要检测的牙尖交错位及非牙尖交错位的咬合动作。

4. 手持 T-Scan 手柄,将传感器置于患者口内并完全覆盖上下颌牙弓,按下 T-Scan 手柄上的开始或停止按钮,嘱患者紧咬传感器膜片 1~2 秒后张口,再次按下手柄上的开始或停止按钮,完成牙尖交错位的咬合记录。

5. 在 T-Scan 应用程序中选择相应的非牙尖交错位的咬合记录项目,嘱患者紧咬膜片后做前伸或左右侧方功能运动,完成非牙尖交错位的记录。

【注意事项】

1. 进行咬合检查时,T-Scan 咬合分析系统应与患者咬合功能、口内检查及模型结合起来综合分析。

2. 选择传感器膜片时,应选取与患者牙弓大小相匹配的传感器,以免干扰检查结果的准确性。

3. 传感器膜片为一次性耗材,不可多次使用。

三、颞下颌关节检查

【概述】

颞下颌关节的结构、功能状态与咬合关系密切相关,因此,颞下颌关节的检查对于制订完善的口腔修复治疗计划具有重要意义,实施操作前需要向患者详细解释检查要求,以获得良好的配合。检查包括:张口度、张口型、下颌功能运动、关节弹响、局部压痛点等。

【操作步骤】

1. 张口度的检查　正常张口度是实施种植手术的基本条件。通过该指标检查,排除患者关节、肌肉功能障碍,预防术中张口受限,出现操作困难及相应问题。

张口度的正常范围为 35~45mm,根据检查方式分为主动张口度与被动张口度。

(1) 主动张口度:嘱患者大张口,用直尺测量上下颌切牙切缘间距,该数值即为主动张口度;

(2) 被动张口度:当患者张口度小于 35mm 时,嘱患者主动大张口后,用单手拇指与中指对上下颌切牙切缘施加力量引导其继续张口至最大,此时测量上下颌切缘间距离即为被动张口度。若被动张口度仍明显小于正常范围,则说明患者可能有颞下颌关节的动度受限。

2. 张口型的检查　嘱患者大张口,观察其下颌自牙尖交错位至最大张口时,下切牙切端的运动轨迹。正常的张口型应为直线形,表明双侧颞下颌关节髁突运动同步且动度一致。

3. 下颌功能运动的检查

(1) 前伸运动:嘱患者做下颌前伸动作,观察其前伸运动是否有偏斜,并测量前伸动度,正常的前伸动度范围为 8~12mm;

(2) 侧方运动:训练患者做下颌左侧方及右侧方运动,分别测量其动度,正常的侧方动度范围为 8~12mm。

4. 颞下颌关节与咀嚼肌的触诊

（1）颞下颌关节的触诊：颞下颌关节的触诊应检查髁突运动、关节杂音以及压痛这几方面情况，触诊区域有关节囊外侧和外耳道前壁。

（2）咀嚼肌的触诊：咀嚼肌的触诊主要用于发现相应肌肉的压痛，触诊区域包括颞肌的前、中、后份，咬肌的深份、浅份，翼外肌下头，翼内肌，二腹肌前腹，颏舌骨肌，胸锁乳突肌等。

5. 辅助检查　若一般查体有阳性发现，为进一步明确诊断则需进行颞下颌关节的辅助检查。常用的辅助检查手段包括关节平片、关节磁共振、关节 CBCT 和下颌髁突运动轨迹描记等，可从形态和功能上进一步评估颞下颌关节的状态。

【注意事项】

1. 种植体支持式修复体的生物学和力学特性与天然牙不同，种植体的垂直向与水平向动度远小于天然牙，对咬合力负载的感知阈值也远高于天然牙，如咬合异常，更易引起关节损害。

2. 颞下颌关节的检查应首选无创、成本低廉的检查手段，若有阳性发现，再有针对性地进行进一步的辅助检查。

3. 颞下颌关节的检查项目较多，根据单一的阳性结果并不能直接得出准确诊断，除全面检查外，还应结合患者精神心理状态、病史信息与口内检查的结果综合分析。

4. 外伤早期、骨折未愈的患者进行颞下颌关节检查应该谨慎。

（张　亮　宫　苹）

第六节　口腔微生物评价

【概述】

种植体周围炎是导致牙种植失败的主要原因，是由定植于种植体上的口腔微生物生物膜刺激机体所诱发的免疫炎症反应的结果，临床表现为种植体周围组织红肿、探诊出血、溢脓、种植体松动。对于一些高风险患者，如因牙周炎失牙患者，可以在种植术前对患者口腔微生物及术后对植体周围定植的微生物进行评价,对早期阻断种植体周围黏膜炎及种植体周围炎等具有重要的作用。

【操作步骤】

1. 微生物样本采集 常见口腔微生物样本包括唾液(刺激性和非刺激性唾液)、龈上菌斑和龈下菌斑,样本采集具体操作详见《实用口腔微生物学与技术》。样本采集完成后,用于分离专性厌氧菌的样本需加盖无菌液状石蜡以隔绝空气并立即送检。非培养样本应立刻 4℃保存,在采集后 4 小时内 –20℃冻存。样本检测时间若超过 1 个月,需于 –80℃保存。

2. 微生物的培养 微生物样本在无菌操作下行 10 倍梯度稀释,采用涂布法、滴注法或螺旋接种仪法接种到平板,将平板放入厌氧手套箱、厌氧孵育箱或者厌氧罐内进行培养。口腔细菌通常厌氧培养以含 $80\%N_2$、$10\%CO_2$、$10\%H_2$ 的气体条件最佳,温度为 36~37℃,时间 48~72 小时。

3. 微生物的鉴定 传统的微生物鉴定方法是在获得纯培养物的基础上,通过观察其表型特征确定该纯培养物是否归属于已经命名的分类单元。具体参考《实用口腔微生物学与技术》。

【注意事项】

1. 取样前 6 个月应避免全身使用抗生素、可的松类激素、可刺激机体免疫系统的细胞因子、甲氨蝶呤等免疫抑制剂及大剂量使用益生菌(每日摄入量 $>1\times10^8$ CFU);取样前 7 天应避免口腔局部抗菌剂的使用;取样前 12 小时应避免进食、刷牙及使用牙线;为富集菌斑可考虑 24 小时不刷牙 / 不使用牙线。

2. 非刺激性唾液标本采集的最佳时间是清晨起床后,刷牙洗漱之前或两餐之间(上午 10 点左右或下午 4 点左右)。微生物检查的唾液样本最好采用自然排出的非刺激性新鲜唾液。

3. 接种前除选择适当的培养基外,还应根据标本种类、培养目的及微生物种类确立样本的接种稀释度、接种方法、培养条件和时间。熟悉和掌握口腔细菌的生长特性,可避免培养过程中的失误。

4. 微生物鉴定应从不同层次,运用不同学科的技术研究和比较不同微生物的细胞形态、细胞组分或者代谢产物,从中发现微生物的生理与病理特征。

(徐 欣 何金枝)

第二章

牙列缺损的种植诊疗常规

在进行牙列缺损的种植治疗时,需要考虑缺牙区存在的重要解剖结构,如上颌前牙区的切牙管、上颌后牙区的上颌窦、下颌前牙区的下颌神经管副孔、下颌后牙区的下颌神经管等。此外,美学区和非美学区的种植治疗原则与方案也有不同。

第一节 上颌前牙缺损

【概述】

上颌前牙区属于牙列美学区。随着牙种植技术的逐步成熟,美学效果已成为评价美学区种植体成功与否的重要指标之一。

【诊断要点】

1. 现病史 导致牙列缺损的原因及时间。

2. 临床表现 左侧上颌尖牙至右侧上颌尖牙区域的单颗牙缺失或者多颗牙连续缺失。

【治疗原则与方案】

1. 治疗原则

(1)外科原则

1)无菌:需在术前和术中有针对性地采取无菌技术。种植体表面无污染:尽量减少种植体暴露在空气中的时间,降低遭受污染的机会;术中还要防止器械和手套与种植体表面的接触。

2)微创:防止过度损伤软硬组织、避免种植窝过热和采用不正确的预备方式等。

3) 无干扰性愈合:手术中应注意避免牙根残片、软组织等异物进入种植窝,影响种植体的骨结合。

4) 美学:选择种植体植入位点及深度,保证修复体便于制作、修整和塑形,以获得较为理想的美学效果。原则上,在颊舌方向上,种植体颊侧骨板厚度至少为2mm;在近远中方向上,种植体与天然牙距离不低于1.5mm,连续缺失时种植体之间的距离不低于3mm;在冠根向上,种植体上端应位于对侧同名天然牙牙龈水平根方3mm。

(2) 修复原则

1) 正确恢复缺失牙的形态和功能:殆力加载点应尽量接近于种植体长轴,建立正确、稳定、协调的咬合关系。

2) 种植体及义齿具备良好的固位、支持和稳定性:种植义齿的固位力与基台的聚合度、殆龈高度、基台与固位体的密合度、螺栓的紧固度及数量等密切相关;种植体植入位点、数目符合咬合功能需求,尽量避免悬臂设计。

3) 尽量保留健康的附着龈:种植体颈部的角化黏膜过少,会难以抵抗咀嚼时食物的摩擦,而增加种植体周围炎发生的可能。

2. 治疗方案

(1) 外科手术方案的选择

1) 没有明显的软硬组织缺损:可按照常规治疗方法完成种植体的植入,愈合3~4个月后进行制作临时修复体成形牙龈,再完成最终修复体的制作和戴入。

2) 硬组织存在缺损,但软组织没有缺损:根据骨缺损的程度决定是否需要先行骨增量手术。骨缺损程度较少,可在种植体植入时配合组织引导再生术恢复骨量;当骨缺损较多,剩余骨量不足以植入种植体时,需先进行块状植骨、骨劈开等手术,再择期进行种植体的植入(具体方法可参考第六章第四节"骨增量技术")。

3) 软硬组织均有缺损:同样是根据缺损程度决定是否需要先进行骨增量手术。缺损程度较少时,可在种植体植入的同时配合骨组织引导再生术恢复骨量,并采用冠向复位瓣恢复软组织丰满度。当缺损较多时,可先完成骨增量手术,择期植入种植体后再配合游离角化牙龈移植术、游离结缔组织移植术和带蒂腭侧软组织瓣移植术等软组织增量技术(具体方法可参考第六章第五节"软组织增量技术")。

(2) 修复方案的选择

1) 单颗缺失:按照常规治疗方法选择合适直径和长度的种植体,完成种植体的植入,愈合 3~4 个月后进行制作临时修复体成形牙龈,再完成最终修复体的制作和戴入。

2) 连续缺失:连续缺失时可以采用种植支持式桥修复,以充分保留种植体周围的骨量,并提供足够的软组织的支持。

【注意事项】

1. 上颌前牙区一般不选择直径过大的种植体,以便充分保留种植体周围的骨组织。

2. 术前应注意分析种植体拟植入位置与切牙管之间的关系,以预防术中出现种植体穿入切牙管。

3. 利用临时修复体塑形牙龈后,应采用个性化取模的方法完成最终修复(具体方法可参考第七章第一节"个性化印模技术")。

第二节　上颌后牙缺损

【概述】

单颗后牙的常规种植是种植手术中常见的操作之一。连续缺失的患者可能出现远中游离端缺失等情况,需要医师在进行种植分析、修复设计时全面考虑患者情况,以达到良好的修复效果。此外,上颌窦是上颌后牙区的重要解剖结构,也是术前影像学分析的重点。

【诊断要点】

1. 现病史　何种原因(如外伤、龋坏、牙周炎、拔牙等)导致的牙列缺损及缺损的时间。

2. 临床表现　单侧或双侧上颌前磨牙至上颌磨牙区的缺牙,单颗牙缺失或者多颗牙连续缺失。

【治疗原则与方案】

1. 治疗原则

(1) 外科原则:同第二章第一节"上颌前牙缺损"。

(2) 修复原则:同第二章第一节"上颌前牙缺损"。

2. 治疗方案

（1）外科手术方案的选择

1）上颌窦底至牙槽嵴顶的距离≥8mm：根据术前的影像学分析选择合适的种植体，按照常规种植治疗的原则和步骤完成种植体的植入和修复。

2）上颌窦底至牙槽嵴顶的距离<8mm：需要先进行上颌窦底提升术，同期或者择期再进行种植体植入术（具体方法可参考第六章第四节"骨增量技术"）。

（2）修复方案的选择

1）粘接固位：当缺牙区𬌗龈距离≥4mm时，可采用粘接固位的修复方法，但也应当注意不能产生过大的冠根比，以免不合理的应力分布导致种植体周围的骨吸收。

2）螺丝固位：一般情况下，当缺牙区𬌗龈距离<4mm时，修复体的固位将受到影响，可选择螺丝固位的修复方法获得更好的固位效果。

【注意事项】

1. 后牙连续缺失时，需要预估修复情况，修复指导外科，以保证修复体的良好功能，确定种植位点之间的距离；通常采用缺牙间隙前的天然牙作为定点参考进行种植体窝洞的定点，先定点位置在前的牙齿，再定点位置靠后的牙齿。

2. 当上颌窦内存在较大面积液平面、囊肿等明显异常时，应先请耳鼻咽喉科会诊。

3. 涉及上颌窦底提升的手术，术前、术后均应告知患者术后可能会出现鼻腔分泌物带少量血丝的情况，并嘱咐患者术后避免感冒及用力擤鼻涕等。

第三节　下颌前牙缺损

【概述】

下颌前牙虽然也属于美学区，但相对于上颌前牙，其对美观的影响较小，美学效果要求也较上颌前牙低。由于下颌牙牙体较小而且下颌骨骨量相对较少，下颌前牙连续缺失时，可采用桥修复的方法。以保证种植体之间或种植体与天然牙之间有足够的骨量，防止种植体周围的骨吸收。

【诊断要点】

1. 现病史　何种原因(如外伤、龋坏、牙周炎、拔牙等)导致的牙列缺损及缺损的时间。

2. 临床表现　左侧下颌尖牙至右侧下颌尖牙区域的缺牙,单颗牙缺失或多颗牙连续缺失。

【治疗原则与方案】

1. 治疗原则

(1) 外科原则:同第二章第一节"上颌前牙缺损"。

(2) 修复原则:同第二章第一节"上颌前牙缺损"。

2. 治疗方案

(1) 外科手术方案的选择:同第二章第一节"上颌前牙缺损"。

(2) 修复方案的选择:同第二章第一节"上颌前牙缺损"。

【注意事项】

1. 下颌前牙区可选择直径较小的种植体,充分保留种植体周围的骨组织。

2. 术前应注意分析种植体拟植入位置与下颌骨副孔之间的关系,以预防术中出现种植体穿入下颌骨副孔造成出血。

第四节　下颌后牙缺损

【概述】

下颌后牙的单颗或者连续缺失设计原则与上颌后牙类似,对于连续缺失应根据下颌后牙牙冠宽度作为定点参考进行种植体窝洞的定点,可参考对侧同名牙确定拟修复的牙冠近远中径。与上颌后牙不同的是,下颌后牙术前的影像学分析重点应放在下颌神经管距离牙槽嵴顶的垂直距离上。

【诊断要点】

1. 现病史　何种原因(如外伤、龋坏、牙周炎、拔牙等)导致的牙列缺损及缺损的时间。

2. 临床表现　单侧或双侧下颌前磨牙至下颌磨牙区的缺牙,单颗牙缺失或者多颗牙连续缺失。

【治疗原则与方案】

1. 治疗原则

(1) 外科原则:同第二章第一节"上颌前牙缺损"。

(2) 修复原则:同第二章第一节"上颌前牙缺损"。

2. 治疗方案

(1) 外科手术方案的选择

1) 下牙槽神经管 / 颏孔至牙槽嵴顶的距离≥8mm:根据术前影像学分析选择合适的种植体,按照常规种植治疗的原则和步骤完成种植体的植入和修复。

2) 下牙槽神经管 / 颏孔至牙槽嵴顶的距离<8mm:可选择短种植体,或者需要先进行骨增量手术,同期或者择期再进行种植体植入术。

(2) 修复方案的选择:同第二章第二节"上颌后牙缺损"。

【注意事项】

术前影像学分析时,下颌磨牙区应该分析种植体拟植入位置与下颌神经管之间的关系;下颌前磨牙区还应当考虑颏孔的位置和走行,避免损伤下牙槽神经或者颏神经,引起下唇麻木。

（满　毅　伍颖颖）

第三章

牙列缺失的种植诊疗常规

牙列缺失的种植治疗可分为上颌牙列缺失及下颌牙列缺失的治疗,它是指上颌骨或下颌骨内不存在任何天然牙和牙根时,应用口腔种植技术提高义齿的固位和稳定性,为患者提供理想的修复方式。

第一节　上颌牙列缺失

【概述】

上颌牙列缺失(maxillary edentulism)的种植治疗是指上颌牙弓的牙齿全部丧失后,采用种植固定义齿或种植覆盖义齿来修复上颌牙列缺失的一类治疗方式。上颌牙列缺失后,患者咀嚼功能、消化吸收功能和面部外形等受到严重影响,需及时进行修复。

【诊断要点】

上颌牙列缺失根据患者的年龄阶段及骨量等差异,其病史及临床表现有别,具体如下:

1. 病史

(1)上颌牙列缺失患者中,以老年患者所占比例较高,此类患者多数已经过一段时间的常规义齿修复,义齿长期压迫牙槽嵴,导致牙槽嵴产生不同程度的吸收;或一部分青少年患者因先天性恒牙缺失而继发上颌牙列缺失,这类患者也存在不同程度的上颌骨发育不足和牙槽骨骨质缺损等情况。

(2)部分青壮年患者因过早患牙周病或急性创伤而导致上颌牙列缺失,因上颌牙列缺失时间不长,尚无长时间配戴传统全口义齿的经历,牙槽骨形态多数较为丰满。

2. 临床表现

(1) 上颌牙列缺失伴骨量充足患者的临床表现：牙槽骨丰满，一般颊舌向宽度 >6mm，殆龈向高度 >10mm，牙弓外形表面光滑，牙槽黏膜厚度适中，黏膜色泽、弹性良好。CBCT 检查：骨密度正常，骨在三维方向上，即近远中向、颊舌向及殆龈向高度及宽度无明显吸收。

(2) 上颌牙列缺失伴骨量不足患者的临床表现：牙槽骨吸收严重，总体骨量不足。上颌磨牙区牙槽嵴低平，前牙区牙槽嵴窄、薄，甚至有部分患者出现后牙区平坦的牙槽嵴形态，颌间垂直距离缩短。CBCT 检查：上颌骨在三维方向上高度及宽度明显吸收。

【治疗原则与方案】

1. 治疗原则　总体原则同第二章"牙列缺损的种植诊疗常规"。

(1) 咬合关系的设计：上颌牙列缺失种植修复咬合关系的设计直接影响到种植体的生物力学反应。正确的咬合设计，可以控制咀嚼时向种植体传递殆力的大小和方向，避免机械并发症的发生。

(2) 建立正确的殆面形态：降低牙尖高度和斜度，减小颊舌径，可以有效地减少侧向力。

(3) 排牙原则：应与唇颊舌的肌肉和黏膜结构相协调，为了获得良好的咬合关系及咀嚼功能，每侧至少要有二对牙相接触，尖窝锁结关系明确。

(4) 根据种植修复的固位支持方式设计合理的咬合关系：种植覆盖义齿设计为双侧平衡殆，种植固定义齿采用尖牙保护殆或组牙功能殆。

(5) 根据对颌牙情况设计合理的咬合关系

1) 当对颌是传统的黏膜支持式全口义齿时，种植体支持的义齿产生的殆力较大，使对颌牙在功能运动中有一定的移动，此时多设计为双侧平衡殆；

2) 当对颌同为种植体支持的固定义齿时，由于上下颌同为刚性结构，咬合时各自的动度极小，这样就会产生较大的应力，因此功能状态下应采用组牙功能殆；

3) 当对颌是天然牙或有局部义齿时，也采用组牙功能殆或尖牙保护殆。

2. 治疗方案

(1) 上颌牙列缺失的种植手术

1) 术前根据骨量情况决定是否先行骨增量手术；

2) 种植手术设计时，因为上颌骨骨密度较低，在咀嚼时，上颌修复体要承受来自于下颌骨的咬合力，因此通常需较多的种植体来分散殆力；

3）上颌牙列缺失时常见的种植牙位包括切牙区、尖牙区、第一前磨牙区和第一磨牙区；

4）通常上颌后牙区因伴有牙槽骨的吸收而导致垂直骨高度不足，此时需同时进行上颌窦提升术。

（2）上颌牙列缺失的种植修复：包括两种修复方案，即种植固定义齿和种植覆盖义齿修复。

1）种植固定义齿：是指种植修复体的上部结构用粘接剂或螺丝固定在基台上，患者不能自由摘戴，是完全由种植体提供支持作用的固定义齿，可分为全单冠修复和分段式固定桥修复，种植固定义齿所需种植体的数目较多，咀嚼功能类似天然牙。

2）种植覆盖义齿：是指种植修复体的上部结构通过特殊的附着体包括球帽式、套筒冠等与种植体连接，由附着体提供义齿的固位和稳定，患者可以自行摘戴，分为黏膜支持或混合支持式两类：①黏膜支持式覆盖义齿：颌骨上种植体数目较少，所承受的𬌗力完全由黏膜及黏膜下的牙槽骨承担，种植体上的附着体只提供义齿的固位力，而没有支持作用，义齿基托面积与传统覆盖义齿相似；②混合支持式覆盖义齿：其种植体对义齿有固定、支持作用，与牙槽骨和黏膜组织共同承担𬌗力，其所使用的种植体数量相对较多，义齿的稳定性较好。

第二节　下颌牙列缺失

【概述】

下颌牙列缺失（mandibular edentulism）的种植治疗是指下颌牙弓的牙齿全部丧失后，采用种植固定义齿或种植覆盖义齿来修复下颌牙列缺失的一类治疗方式。

【诊断要点】

下颌牙列缺失根据患者的年龄阶段、个体解剖特点、骨量等差异，其病史及临床表现有别，具体如下：

1. 病史　同上颌牙列缺失，参见本章第一节。

2. 临床表现

（1）老年患者多因义齿长期压迫牙槽嵴，导致牙槽嵴吸收严重，总体骨量严重不足。下颌磨牙区牙槽嵴低平，前牙区牙槽嵴窄、薄，甚至有部分患者出现下颌前牙区的刃状牙槽嵴，颌间垂直距离严重缩短，面下 1/3 短小。

（2）因过早罹患牙周病或急性创伤所致下颌牙列缺失的青壮年患者，尚无长时间配戴全口义齿的经历，下颌牙槽骨形态较丰满，骨量较为充足。

（3）因先天性恒牙缺失继发下颌牙列缺失的青少年患者，除牙列缺失外，尚存在不同程度的下颌骨发育不足和牙槽骨骨质缺损等情况。

【治疗原则与方案】

（一）治疗原则

总体原则及咬合关系的设计原则参考本章第一节。

（二）治疗方案

1. 下颌牙列缺失的种植手术

（1）术前根据骨量情况决定是否先行骨增量手术。用于扩充下颌骨骨量的手术主要包括：

1）Onlay 植骨术：可用于解决骨高度及宽度不足的情况，取骨供区可选择髂骨、颅骨、腓骨等；

2）三明治植骨术：多被用于针对严重吸收的下颌骨进行三明治植骨；

3）牵张成骨术：对于下颌骨前牙区牙槽嵴过窄的患者，可采取水平牵张成骨术。

（2）种植手术设计时，因为下颌骨的骨质较密，下颌骨上的种植体长轴方向多与𬌗力方向一致。种植手术时应避开下颌骨重要解剖结构，如下颌神经管、颏孔等位置。

2. 下颌牙列缺失的种植修复　包括两种修复方案：种植固定义齿和种植覆盖义齿修复。

（1）种植固定义齿：即在下颌骨内植入多枚种植体，利用种植体支持，制作固定桥，修复缺失的下颌牙列。对于骨量尚充足，可供选择的种植位点较丰富的患者，适宜选择此类种植修复设计。

（2）种植覆盖义齿：是指在下颌骨内植入数枚种植体作为支持，以各类精密附着体结构作为连接，制作覆盖义齿修复牙列缺失的修复方法，这种设计对下颌骨骨量及种植位点的要求较为宽松。

（魏　娜　向　琳）

第四章

特殊患者的种植诊疗常规

一、老龄患者

【概述】

长期缺牙的老龄患者常伴有牙槽骨严重吸收,而且口腔自我清洁和维护较差。同时,该人群一般患有多种全身系统性的慢性疾病,需要长期使用多种药物,使得老年人群的口腔种植治疗变得更为复杂。

【注意事项】

1. 治疗前应全面评估患者的全身情况,包括系统病史,用药情况,体力和精神状态等。

2. 治疗计划应遵循安全、有效和微创的原则,并取得患者及其家人的完全理解和知情同意。

3. 治疗过程中要最大程度地预防误吞和误吸,对于有运动功能障碍(如帕金森病)患者要提前预防,尽可能缩短每次治疗时间。

4. 对于牙列缺损、缺失的高龄患者,采用尽量简单的修复体设计是治疗计划的目标。

(张 亮 宫 苹)

二、糖尿病患者

【概述】

糖尿病(diabetes mellitus)是一种多病因引起的,以高血糖为特征的慢性内分泌代谢性疾病,近年来发病率呈逐年上升的趋势。2010 年国际专家委员会提出将糖化血红蛋白作为糖尿病诊断指标。糖尿病引起的牙周病变及牙槽骨丧失易导致牙列缺损或缺失。糖尿病还会延缓种植体周骨改建,影响种植体结合。对糖尿病患者的种植牙治疗应当慎重,血糖的控制是影响种植成功的关键因素。研究显示,持续的高糖血症诱发的血管病变是导致种植体早期或晚期失败的主要原因。因此,良好的血糖控制能有效减少糖尿病对种植体成功率的不利影响。

【注意事项】

1. 术前系统性疾病风险评估

(1) 术前查血:检测患者的糖化血红蛋白水平,确认血糖控制水平;原则上可认为:6%~7% 血糖控制理想;7%~8% 血糖控制可接受,并发症将明显降低;8%~9% 血糖控制不理想;>9% 血糖控制很差,持续性高血糖,是慢性并发症发生发展的危险因素。

(2) 术前问诊:是否有微血管和大血管并发症,并监测血压变化。

2. 术前准备

(1) 糖尿病患者多伴有不同程度的牙周炎,应当先完成牙周基础治疗并且得到控制后再进行种植手术计划。

(2) 血糖控制是重中之重,血糖控制良好的患者种植体成功率与正常者没有明显差异;对于血糖控制较差的患者应当推迟手术时间,直到血糖控制良好。

(3) 根据影像学检查判断缺牙区骨质和骨量,判断是否存在骨组织缺损。难度越大的手术,对丁血糖控制的要求越高。

3. 种植体的植入　使用表面生物活性处理的种植体,或直径和长度较大的种植体均有利于提高种植体的存留率。

4. 术后维护　术后适当延长抗生素使用的时间,氯己定溶液漱口,维持良好的口腔卫生和血糖控制水平都是提高种植体存留率的保障。

(伍颖颖)

三、慢性肾功能衰竭患者

【概述】

慢性肾病已成为影响全球健康状况的重要问题。慢性肾病的定义为肾脏损伤≥3 个月,肾小球滤过率 $<60ml/min/1.73m^2$,而当慢性肾脏病患者的肾小球滤过率低于 $15ml/min/1.73m^2$ 时,则被认定为肾功能衰竭。慢性肾功能衰竭伴有全身并发症状,例如低钙血症、易感染、骨质骨量下降等,这些都是种植治疗中不可忽视的因素。

【注意事项】

1. 患者在慢性肾病代偿期无明显症状,在失代偿早期出现轻度乏力,食欲减退和不同程度贫血等症状,在肾衰竭期,患者出现严重贫血、代谢性酸中毒、钙和磷代谢紊乱、水电解质代谢紊乱等症状。

2. 口腔唾液分泌减少,牙周组织健康状况变差,易发生牙龈出血,尤其是因患者服用了钙通道阻滞剂后造成的牙龈过度肿大。

3. 骨代谢异常,可出现颌骨骨质骨量降低,骨皮质厚度减少。少数情况下会发生下颌骨的异常膨大。血清学检测甲状旁腺素(PTH)、FGF23 等因子升高,维生素 D 下降,血液钙和磷平衡失调,血钙降低。

4. 明确慢性肾衰竭患者合并的全身症状,例如高血压、糖尿病、甲状腺旁腺亢进等,对患者进行综合评估。在治疗之前与肾内科医师会诊,确认患者患病程度和是否能够接受种植治疗。

5. 种植治疗前消除口内感染,保证口腔卫生。

6. 选择合适的种植时间并合理计划手术,一般选择在患者接受透析后的第一天进行种植手术,此时患者体内毒素含量最低,血容量和肝素代谢处于最佳状态。

7. 尽量减少种植手术创伤,避免植骨这种创伤较大的手术,并在术前确定好止血方案。

8. 根据患者的具体情况合理用药。术中麻醉药物如阿替卡因、利多卡因、甲哌卡因剂量不必调整。术后应用的消炎药物如阿莫西林需延长给药间隔(250~500mg 每 8 小时 1 次,改为 250~500mg 每 24 小时 1 次),避免使用阿司匹林、布洛芬、双氯芬酸钠作为镇痛药物,可用对乙酰氨基酚(扑热息痛)并延长给药间隔(300~600mg 每 4 小时 1 次,改为 300~600mg 每 8~12 小时 1 次)使用。

9. 种植修复后需要注意维护,加强对患者进行口腔健康宣教,维持口腔卫生。

（袁　泉）

四、器官移植患者

【概述】

器官移植患者数量增多,同时器官移植患者的寿命延长。面对此类人群的缺牙问题,种植修复的需求增加。器官移植术后,患者需要终身服用免疫抑制药来防止移植排斥反应的发生,减弱的免疫状态会增加侵入性操作后的感染风险。另外,免疫抑制药可能引起创口愈合不良,影响种植体的骨结合。因此,器官移植人群行种植治疗时,需要进行全面的术前评估和术后认真的护理,以保证种植修复的成功。

【注意事项】

1. 医患沟通　通过病史询问及交流,了解患者的健康状况及主观期望值,同时要让患者了解和理解在种植治疗过程中可能会遇到的问题及相应的处理措施。更为重要的一点,需让患者知道器官移植术后进行种植修复风险会增加,术后可能出现感染和骨结合不良等,需要患者密切配合。

2. 与患者的内科医师沟通　进行种植手术前需与患者的内科医师交流沟通,了解患者的全身情况,例如免疫抑制剂的类型和疗程、移植器官的功能状态、肝肾功能,以及免疫抑制相关的并发症。通过了解患者的全身状况以及对种植手术的耐受程度,从而判断是否需要术前预防性使用抗生素以及调整免疫抑制药的种类或剂量。

3. 种植治疗前消除口内感染,保证口腔卫生。

4. 根据患者的身体状况,必要时术前服用抗生素,进行预防性的抗菌治疗。

5. 尽量减小种植手术的创伤,避免进行软硬组织增量手术。术中准备两支吸引管,一支专门用于术区,避免唾液污染术区。种植窝预备过程中尽可能减少产热,避免骨损伤。种植体采用埋置式愈合方式。

6. 术后抗生素治疗 5~7 天;氯己定漱口液含漱 14 天。术后开药时应注意避免使用有潜在肝肾毒性的药物,必要时咨询患者的内科医师,以确保合适的药物类型和剂量。

7. 种植修复后需要注意维护,加强对患者进行口腔健康宣教,维持良好的口腔卫生。要求患者定期复诊。

(莫安春)

五、放疗患者

【概述】

头颈部肿瘤进行大剂量放射治疗后,可能引起放射性颌骨骨髓炎或放射性颌骨坏死,为头颈部放疗后常见的并发症。目前认为其病因是放射、外伤、感染三种因素的总和。

【注意事项】

对于放疗患者的种植治疗,主要以预防放疗并发症为主,对症治疗为辅。

1. 放疗前和放疗时要做好预防,预防放射性颌骨骨髓炎和放射性颌骨坏死的发生。消除口腔内外的一切感染灶。进行全口洁治;拔除无法治愈的病牙;治疗仍能保留的龋齿、牙周炎等病牙;拆除口腔内原有的金属义齿;可摘义齿需在放疗终止后一段时期再行配戴,以防造成黏膜损伤。放疗时佩戴护具,精准照射,严格控制放射剂量。

2. 放疗后1年内不进行种植手术。在种植治疗之前与肿瘤科及放射科医师会诊,并进行必要的全身综合指标评估。确认患者患病程度和是否能够接受种植治疗。

3. 控制适应证的选择　种植术区放射剂量<65Gy,成功率较高。如有条件,选择长种植体(>13mm),在骨皮质多的区域植入。

4. 种植术中尽量减少种植手术创伤,避免植骨等复杂手术,严格无菌操作,并避免骨灼伤。

5. 种植牙修复后采用正确的刷牙方法,定期复查接受口腔卫生指导以及细致的种植体周检查和维护,防止种植体周围炎的发生。

6. 如出现放疗区种植并发症,可按照病情轻重,采用局部抗菌保守治疗、高压氧治疗、手术治疗和超声治疗等。

（姚　洋）

六、颜面部缺损患者

由于先天性、外伤、肿瘤切除等造成的颌面部缺损,严重影响患者的正常生活,需进行缺损修复以恢复其美观及相应的功能,当缺损范围大而复杂或不易进行手术修复时,应采取赝复体进行修复。骨结合种植体支持固位面部赝复体具有固位良好、取戴方便、外观逼真等优点,是目前颜面部缺损赝复体最有效的固位方法。

（一）眼眶缺损

【概述】

眼眶缺损种植修复是将种植体作为固位装置植入患者的眶缘,并在其上连接义眶与义眼的方法。

【临床表现】

患者的眼球缺失,同时眼眶内容物以及眼睑或者眶周部分缺失。

【诊断要点】

眼眶上、下及外侧壁需要有足够的骨量支持种植体。

【治疗原则与方案】

1. 可选择眶上缘、眶下缘下 1/2 及眶下缘外侧部分植入 2~3 颗颅面部种植体。如果眶周骨,特别是眶上缘骨壁骨量充足时,也可植入口腔科种植体。种植体长轴方向均朝向眶中心。

2. 取模时,先用藻酸盐或者硅橡胶印模材料记录精细结构特征。在材料凝固前,铺一层带有托盘粘接剂的纱布,并确保纱布和印模材料完全结合。然后调拌普通石膏,使其以自主流动的方式覆盖全部已结固的印模材料,此层石膏厚度为 2~3mm。待这层石膏结固后,添加同样流动性石膏,厚度为 1~1.5mm。待石膏凝固后,取下印模。

3. 印模区域不仅限于缺损区域局部,其上缘至少在健侧眉毛以上;侧方健侧超过外眦,患侧超出眶缺损边缘 1~1.5mm。眉毛需涂抹凡士林。

4. 眶赝复体需要完全覆盖种植体上部结构,以保证修复美观效果。单侧的义眶修复需与健侧对称。双侧眶缺损时,义眶需要与患者的面部相协调。

5. 由于种植体长轴指向眶中心,呈向心性聚合的趋势,难以取得共同就位道,因此常在种植体的顶端设置磁性附着体衔铁,在眶修复体的相应部位设置闭路磁体,或者种植顶端设置铸造杆式支架,再于杆式支架上设置磁性附着体的衔铁,通过支架改变赝复体方向。

6. 由于眶周骨较薄弱、血运较差,易于感染等因素的综合作用,眶区种植体失败率较高,因此在保证种植体之间间距情况下,尽量多植入种植体,以提高修复成功率。

（二）耳缺损

【概述】

耳缺损种植修复是在耳区植入种植体,以解决义耳赝复体的固位问题。

【临床表现】

耳缺损或缺失,并伴有周围局部软、硬组织缺损,或先天发育不足导致耳廓周围畸形。

【诊断要点】

先天性小耳畸形,且不伴有周围软硬组织缺损以及耳廓下 1/3 外形正常而上部缺损或畸形患者,建议选择整形外科方法修复。

【治疗原则与方案】

1. 耳缺损后,即可采用外科方式进行修复,也可采用耳赝复体修复,需非常明确耳缺损后修复方式的选择。

2. 可选择颞骨区植入种植体。固位要求：若单独耳廓缺损患者，两颗种植体即可满足；如若缺损范围较大，可适当增加种植体数量。种植体间应保持15mm 以上。

3. 颞骨区域解剖情况复杂，术前需进行详细的影像学检查，以确认最佳的、安全的位置。

4. 取印模时，需将头发盖起或者涂抹凡士林，并用棉球堵住外耳道。用硬纸圈就位于耳廓周围，调整硬纸圈位置，保证其与耳廓周围的组织保持均匀且有足够间隙以容纳印模材料。

5. 印模采用分瓣印模方法进行，首先将藻酸盐或者硅橡胶印模材料注入耳廓背面与乳突之间，此为第一瓣；再次调拌印模材料，流注耳廓正面，使材料覆盖整个外耳，并保证外耳廓上方有至少 5mm 以上的印模材料。接下来覆盖纱布，添加石膏，具体方法同"眼眶缺损的种植修复"。

6. 杆卡式附着体固位的耳赝复体应用最为广泛。

7. 耳赝复体需要完全覆盖种植体上部结构，以保证修复美观效果。单侧的义耳修复需与健侧对称。双耳缺损时，义耳需要与患者的面部相协调。

（三）鼻缺损

【概述】

鼻缺损种植修复是在鼻底前部植入种植体，为义鼻提供固位。

【临床表现】

鼻缺损。

【诊断要点】

全鼻缺损或者部分鼻缺损。

【治疗原则与方案】

1. 鼻缺损后，既可采用外科方式进行修复，也可采用鼻赝复体修复，需非常明确鼻缺损后修复方式的选择。

2. 种植体植入之前需要切除鼻骨、摘除鼻中隔的前 1/3，以利于获得更好的修复效果。

3. 鼻底前部，即上颌骨的前牙区上方是最佳植入点。一般两颗种植体即可为义鼻提供足够的固位和稳定。两枚种植体之间应保持 8~10mm 距离。同时，植入点不可过于靠前，避免种植体受软组织动度的干扰。

4. 印模时需充分考虑患者的呼吸是否通畅，嘱患者口呼吸，用棉球填塞气道。印模范围至少超出内眦 1~1.5mm。印模方法同"眼眶缺损的种植修复"。

5. 义鼻需与患者面形相协调。若由于鼻缺损周围组织器官变形，义鼻设计时需与缺损后的局部面形、解剖结构相协调。

6. 全鼻缺损修复时，可用眼镜进行掩饰。义鼻的上缘及侧缘上半部分尽量隐藏于眼镜架下。眼镜架以下、鼻翼以上的侧缘应尽可能薄，与邻近皮肤自然过渡。

（满　毅）

第五章

口腔种植并发症的诊疗常规

在口腔种植手术、修复和义齿行使功能的过程中，由于患者个体差异、种植义齿材料性能以及加工工艺等因素的影响，出现并发症是在所难免的。有些并发症如种植体周围炎，发生率较高，因而需要在术前认真检查准备、正确设计，术中及修复时严格按要求操作，修复后定期复查随访维护，以减少并发症的发生。

第一节　生物学并发症

一、种植体周围黏膜炎

【概述】

种植体周围黏膜炎（peri-implant mucositis）是种植修复体表面形成菌斑导致的周围软组织炎症，局限于黏膜屏障，没有累及骨组织。

【诊断要点】

种植体周围软组织充血、水肿或增生，甚至发生黏膜糜烂、溃疡，常同时存在口腔异味，临床检查探诊出血、探诊深度增加。没有累及骨组织。

【治疗原则与方案】

1. 种植体周围洁治，清除菌斑。

2. 局部冲洗并上药，以促进炎症病变的愈合，必要时口服抗生素。

3. 种植义齿修复后应加强口腔卫生宣教，嘱患者注意保持良好的口腔卫生，及时清除食物嵌塞，避免长期刺激局部黏膜。

4. 定期复查,清洗修复体及口腔洁治,发现问题后及时就诊,查明原因以便处理。必要时拆除不良修复体重新制作,以免发生更严重的并发症。

二、种植体周围炎

【概述】

种植体周围炎(peri-implantitis)是已经形成骨结合并行使功能的种植体周围组织发生的破坏性炎症。炎症性损害已经突破黏膜屏障并累及支持种植体的牙槽骨组织,导致种植体周围袋形成和支持骨丧失。

【诊断要点】

炎症突破黏膜屏障累及骨组织。除了种植体周围的软组织炎症表现外,种植体周围探诊深度进一步增加,常有探诊出血、溢脓,放射检查可见种植体周围骨组织吸收缺损,严重者甚至发生松动,导致种植体脱落,种植失败。

【治疗原则与方案】

1. 去除病因,消除牙菌斑

(1) 机械清除菌斑:包括手工刮治、超声洁治和气雾喷砂三种方式。

(2) 激光治疗:可去除种植体表面污染,有效清洁种植体且不损伤种植体表面,对种植体周围去污、清创、切割等方面非常有效。

(3) 药物治疗:局部和全身用药。局部用药以抗菌药物为主,主要有三种:四环素类、甲硝唑类和氯己定。种植体周围炎中的微生物主要是革兰氏阴性厌氧菌,可以考虑全身使用抗厌氧菌特效药,或者在细菌培养和药敏试验指导下选择药物。

2. 手术治疗　是目前国内外治疗种植体周围炎最普遍的一项技术,包括切除性和再生性手术两种,适用于中到重度垂直骨吸收、二壁和三壁骨缺失者。手术治疗必须在软组织炎症和种植体表面污染得到彻底控制后进行。

3. CIST(cumulative interceptive supportive therapy)治疗策略　是依靠临床和影像学诊断,根据感染的严重性和范围决定治疗方案,以阻止种植体周围感染继续进展。CIST 临床参数包括:①有无菌斑;②有无探诊出血(BOP);③有无溢脓;④探诊深度(PD);⑤影像学骨吸收。其中 BOP、PD 和影像学检查是种植体周围炎存在和进展的更为敏感和可靠的参数。CIST 治疗方案包括:

(1) 机械清创——CIST 方案 A:有菌斑和牙石、BOP 阳性、溢脓阴性、种植体周围袋≤4mm 者,应进行机械清洁,并进行有效的口腔卫生宣教。

（2）杀菌治疗——CIST方案A+B：BOP阳性、PD为4~5mm,有或无溢脓的位点,通常需要在机械清创的基础上,进行3~4周的杀菌治疗。可用氯己定液含漱,持续3~4周,辅以局部氯己定溶液冲洗或应用氯己定凝胶。

（3）抗生素治疗——CIST方案A+B+C：BOP阳性,有深种植体周围袋（>6mm）,伴或不伴有溢脓,无影像学骨吸收征象的位点,先进行机械清创和杀菌治疗,再局部控释给予抗生素或全身应用抗生素。建议：①全身应用奥硝唑（500mg,2次/日,口服）或甲硝唑（250mg,3次/日,口服）10天,或甲硝唑（500mg/d,口服）与阿莫西林（375mg/d,口服）联合使用10天；②局部应用控释抗生素（25%四环素纤维）。

（4）再生性或切除性治疗——CIST方案A+B+C+D：在计划手术干预前,先前的受累位点必须变为BOP阴性、无溢脓,且PD减小。根据局部骨丧失的范围和严重程度,决定是采用切除性手术,还是再生性手术。

在种植体周围炎治疗后的维护阶段也必须定期复诊。对于种植体周围可能存在的感染,需要根据检查结果并遵循CIST治疗方案积极处理。

第二节　机械并发症

一、种植体折裂

【概述】

骨性结合的钛金属种植体缺乏天然牙的牙周膜缓冲组织,在承受咬合力时没有生理动度。如果种植体在受到水平或侧向压力时的屈矩过大,超出其材料的弯曲形变范围,则可能造成种植体本身的折断。所有的机械并发症处理中,种植体折裂最棘手。

【诊断要点】

种植体折裂多为局部疼痛,无法咀嚼；基台和牙冠松动,周围牙龈红肿出现炎症,甚至有瘘管形成。X线片检查可见种植体的折裂线,折裂的断片也可发生移位。

【治疗原则与方案】

种植体折断后,无法继续与基台、冠桥进行连接,应立即取出断裂的冠方残片。若由于各种原因不再重新植入新种植体,则应修整断面,待冠方的软硬组织自行愈合,使断裂的种植体沉睡于骨内。若准备重新行种植修复,尽量使用通用的种植体取出工具盒,取出全部种植体。种植体取出后,若骨量允许,可即刻植入新的种植体,为保障初期稳定性需增大新种植体的直径或植入深度。如果骨量不足可先行骨增量术,恢复骨的宽度和高度后再植入新种植体。

二、固位螺丝滑丝或折断

【概述】

对固位螺丝加以适当的预载荷可以将种植牙的各连接部件结合为一个整体。但如果施加预负载时扭力过大或者咬合力过大,则可能造成螺丝和种植体(或桥基台)内部栓道间的金属界面破坏,或造成螺丝顶部凹槽的内壁变形,从而造成滑丝或折断。

【诊断要点】

修复体松动脱落。X线片可见断裂线存在,种植体内部栓道可见残留螺丝。

【治疗原则与方案】

当发现固位螺丝滑丝时,需立刻取出故障部件并予以更换。如果是由于螺丝或栓道界面遭到破坏,可采用超声工作尖将螺丝震松,然后用螺丝刀将其推出。如果更换固位螺丝后仍有滑丝现象,则预示种植体或基台内部的栓道金属界面遭到破坏,此时可用特殊工具对内部栓道进行攻丝预备,如果失败则只能更换新的种植体或基台。若为螺丝顶部凹槽内壁变形造成的滑丝,则必须使用特殊的应急工具将螺丝取出更换。当出现固位螺丝折断时,也应采用特殊工具盒及时取出断片,并更换新的固位螺丝。

三、基台松动或折裂

【概述】

基台的松动多是由于基台中央螺丝或基台自身(如实心基台、桥基台)在安装时未达到预定扭力的阈值造成的。基台折裂的主要原因是由于长期的应力集中。

【诊断要点】

上部修复体发生松动或脱落;当附着体基台发生折裂时,可造成覆盖义齿的旋转、撬动。仔细检查发现冠体可与修复基台一同旋转,或发生冠根向的移动或修复体脱落。

【治疗原则与方案】

对于螺丝固位的修复体,由于牙冠易于拆卸,故容易对损坏的基台和冠固位螺丝进行维修;若无法直接取下牙冠,则需预备直通基台的修理栓道,重新紧固螺丝后再使用树脂进行封闭。如果在暴露中央螺丝的过程中,对修复体或者基台的外形、结构造成了较大破坏,则需重做修复体,或更换新的基台。

第三节　修复工艺并发症

一、修复体崩瓷

【概述】

无论是烤瓷熔附金属全冠还是全瓷冠,如果咬合力过大、加工有缺陷或设计不合理,都会导致崩瓷。

【诊断要点】

烤瓷熔附金属全冠瓷层崩裂,露出金属底冠;强度较低的全瓷冠(如铸瓷冠)出现裂隙或折断。

【治疗原则与方案】

检查分析崩瓷原因,纠正不良咀嚼习惯,调磨对颌过锐牙尖,减小咬合干扰。当崩瓷面积较小且边缘圆钝时,可不做任何处理;当崩瓷面积较小且边缘尖锐时,可适当调磨崩瓷边缘使其圆钝;当崩瓷面积较大,影响功能和美观时,需重新制作修复体。

二、修复体折断

【概述】

修复体折断往往是连接体强度不够或者患者咬合力过大造成。

【诊断要点】

多为修复体薄弱连接处折断,表现为修复体松动脱落、功能丧失。

【治疗原则与方案】

无论是固定义齿修复还是可摘义齿修复,均应将其拆下,分析原因进行处理。若是因材料加工缺陷、材料疲劳造成的折断,则应对修复材料进行加固修改或更换材料重新制作;若是因咬合力过大而造成的折断,则应检查修复体设计是否合理,是否有咬合高点或悬臂过长等问题,并重新制作修复体。

(袁 泉 谢 萍)

第六章

口腔种植外科技术操作常规

第一节　延期种植体植入术

【概述】

主要讨论牙缺失 6 个月以上的位点,软硬组织完全愈合之后进行的延期种植体植入术(delayed implant placement)。

【适应证】

牙列缺损、缺失的患者,相应位点缺牙 6 个月以上,软硬组织完全愈合。

【禁忌证】

1. 由于全身系统性疾病不能耐受或不能配合种植手术,如未控制的冠心病、凝血功能障碍、精神障碍导致不能配合手术等。

2. 存在导致种植体失败的全身或局部危险因素,如严重骨质疏松,双磷酸盐类药物应用史,控制不良的糖尿病,重度吸烟者等。

【操作步骤】

1. 通过 CBCT 等影像学手段,必要时在放射导板的辅助下,评估患者的局部条件。根据以修复为导向的原则,制订种植外科治疗方案,确定所需种植体的数量、型号、植入的三维位置以及是否进行同期骨增量。

2. 与患者在病情、治疗方案、可能发生问题以及注意事项等方面进行沟通,取得患者书面知情同意。

3. 消毒、铺巾

(1) 口内消毒:聚维酮碘用生理盐水 1:2 稀释含漱 3 次,每次 1 分钟,漱口前取下可摘义齿,手术导板用氯己定乙醇溶液浸泡 30 分钟消毒;

(2) 口外消毒:0.5% 氯己定乙醇溶液消毒 3 次,上至下眼睑,下至锁骨上

缘,两侧至耳前;

(3) 铺巾:严格遵循无菌原则,按顺序铺头巾(小单)、胸巾、洞巾。

4. 局部麻醉　复方阿替卡因或 2% 利多卡因注射液行局部浸润麻醉。必要时可行阻滞麻醉。

5. 切开　缺牙位点牙槽嵴正中做横形切口,近远中邻牙颊舌侧做龈沟内切口。

6. 翻瓣　使用骨膜剥离子翻全厚黏骨膜瓣暴露缺牙区牙槽嵴顶。

7. 按照种植系统厂商提供的备洞方案进行种植窝的预备。

(1) 修整牙槽嵴顶;

(2) 先锋钻定位,深度测量杆检查备洞深度及方向;

(3) 逐级预备种植窝;

(4) 反复检查备洞深度及方向无误后,根据种植体设计和位点骨质条件进行攻丝、颈部成形等精细预备。

8. 植入种植体,上愈合帽或覆盖螺丝。

9. 若植入后出现种植体螺纹的暴露,则应进行同期骨增量,操作步骤参见本章第四节“骨增量技术”。

10. 软组织对位良好、无张力条件下缝合创口。

(1) 埋植式愈合:旋入覆盖螺丝后,复位软组织瓣,严密缝合。

(2) 非埋植式愈合:初期稳定性较好,角化黏膜宽度足够的位点可行非埋植式愈合,旋入略高于牙龈厚度的愈合帽后,检查软组织瓣的复位情况,若愈合帽阻碍软组织的完全复位,可在颊舌侧软组织瓣边缘做半月切口切除部分软组织,或制作 L 形瓣将多余软组织带蒂旋转至近远中邻间隙形成近远中龈乳头。

11. 术后医嘱及术后用药　向患者详细说明术后口腔卫生措施、进食、术区保护等术后注意事项,必要时给予抗生素、止痛药、糖皮质激素等术后用药。

12. 拆线　7~10 天后复诊拆线。

【注意事项】

1. 美学区域位点即使未出现种植体螺纹暴露,通常也需要进行轮廓增量,参见本章第四节。

2. 连续多颗牙缺失、缺少解剖标志的位点,应在放射导板的辅助下行 CBCT 检查,并在手术导板的辅助下进行种植体的植入。

3. 预备种植窝洞时根据患者的骨质类型进行备洞方案的调整。

(李 华 汪永跃 张 亮)

第二节 早期种植体植入术

【概述】

拔牙后 4~8 周,拔牙位点软组织愈合,但无显著的骨愈合,此时进行的种植体植入术为早期植入(early implant placement)。

【适应证】

由于外伤、根管治疗失败、牙周治疗失败等原因拔除的患牙,拔除后 4~8 周软组织完全愈合,且相应位点的骨缺损范围较小,可通过同期骨增量恢复。

【禁忌证】

1. 由于全身系统性疾病不能耐受或不能配合种植手术,如未控制的冠心病、凝血功能障碍、精神障碍导致不能配合手术等。

2. 存在导致种植体失败的全身或局部危险因素,如严重骨质疏松、双磷酸盐类药物应用史、控制不良的糖尿病、重度吸烟者等。

3. 存在广泛骨质破坏的炎症位点,炎症尚未完全消除。

【操作步骤】

1. 拔除患牙前,通过 CBCT 等影像学手段,制订种植治疗计划,根据缺牙位点及邻牙的骨组织、软组织情况,确定植入时机、所需种植体的型号、植入的三维位置及骨增量的范围。

2. 向患者解释将要进行的操作,取得患者书面知情同意。

3. 不翻瓣的条件下,尽可能微创地拔除患牙,必要时分根拔除,完善清理拔牙窝,彻底刮除肉芽组织,暴露干净骨面,必要时缝合拔牙位点。

4. 拔牙后 4~8 周,软组织完全愈合后,进行种植体植入及同期骨增量手术。

(1) 消毒、铺巾(具体步骤参见本章第一节);

(2) 局部麻醉:阿替卡因或 2% 利多卡因注射液行局部浸润麻醉;

(3) 切开:缺牙位点牙槽嵴正中做横形切口,近远中邻牙颊舌侧做龈沟内切口,必要时做补充垂直切口;

（4）翻瓣：使用骨膜剥离子翻全厚黏骨膜瓣暴露缺牙区牙槽嵴；

（5）按照种植系统厂商提供的备洞方案进行种植窝的预备（具体步骤见本章第一节）；

（6）植入种植体，上愈合帽或覆盖螺丝；

（7）同期骨增量，操作步骤见本章第四节"骨增量技术"；

（8）软组织对位良好、无张力的条件下缝合创口：进行同期骨增量操作后，可出现软组织瓣复位张力较大，此时可在骨膜上做减张切口，在无张力的情况下复位软组织瓣，严密缝合。

5. 术后医嘱及术后用药　向患者详细说明术后口腔卫生措施、进食、术区保护等术后注意事项，必要时给予抗生素、止痛药、糖皮质激素等术后用药。

6. 拆线　7~10 天后复诊拆线。

【注意事项】

1. 拔除患牙前，应全面检查相应位点的软硬组织条件，符合相应适应证的情况下，可行即刻种植体植入术，详见本章第三节"即刻种植体植入术"。

2. 早期植入时，尚未出现明显的骨愈合，拔牙窝的形态尚在，种植体植入的三维位置与即刻植入的原则相同。单根牙应偏向牙槽窝的舌侧或腭侧植入，唇侧若出现骨开裂，或与残余唇侧骨板间出现跳跃间隙，则采用骨替代材料充填覆盖，并采用屏障膜进行引导骨再生。多根牙则应在牙槽间隔正中植入种植体，原牙槽窝空间采用骨替代材料充填。

（汪永跃　李华　张亮）

第三节　即刻种植体植入术

即刻种植体植入术（immediate implant placement）是指在拔除无法保留的患牙后，立即在拔牙窝内植入种植体的种植方法。手术过程包括使用专用器械微创拔除患牙，清理牙槽窝内炎性组织，冲洗干净，钻针定点、定角度、定深度，逐级备洞，并确定最终直径，植入种植体。采用即刻种植体植入术，可以缩短修复周期。

【适应证】

1. 患者无严重的烟酒等不良嗜好、口腔卫生状况良好。

2. 患牙无法保留。

3. 种植位点无病灶,患牙和邻牙的牙周及根尖周组织无急性炎症。

4. 牙槽窝颊侧骨壁完整。

5. 牙槽窝的形态和骨量允许种植体获得满意的初期稳定性和同期引导骨再生。

6. 软组织健康、无缺损,原有龈缘水平和牙槽嵴水平与邻牙平齐或相差不多。

7. 即刻修复的适应证　初期稳定性不小于 35N·cm,牙龈位置理想。

【禁忌证】

1. 拔牙前或后有颊侧骨缺损。

2. 根尖周围骨质不足,种植体不能获得足够的初期稳定性。

3. 周围解剖结构(神经管、窦腔等)限制种植体植入。

4. 有严重感染源的患牙。

5. 受植区周围软硬组织存在明显的炎症。

6. 患者存在全身种植义齿修复的禁忌证,如骨代谢疾病、恶性肿瘤等。

7. 非埋置愈合的禁忌证　种植体初期稳定性小于 15N·cm,同期进行了较大范围引导骨再生术,软组织有缺损。

8. 即刻修复的禁忌证　种植体初期稳定性小于 35N·cm 或牙龈位置不理想。

【操作步骤】

1. 术前设计

(1) 术前检查和影像学判读:影像学评估(根尖片、全景片、CBCT)、症状、病变、美学、骨密度、牙根解剖(牙根倾斜度、牙根间距离、牙根宽度)、骨高度(近中、远中、颊侧、腭侧、根尖以上可用骨)、牙槽窝完整性(探诊、瘘管、裂开)、患者的期望与要求。

(2) 种植体的选择

1) 种植体的形状:锥柱状种植体和带有自攻性的种植体更能达到较好的初期稳定性。

2) 螺纹的形态:有大而深的螺纹的螺丝状种植体更能达到较好的初期稳定性。

3) 表面的粗糙度:粗糙表面比光滑表面能提供抵抗微动的更大摩擦力。

4) 种植体的直径:种植体植入后唇侧表面距离唇侧骨板应留有 2mm 的

间隙。采用较细的种植体在前牙行即刻种植可以防止颊侧牙槽骨的吸收和退缩。

5) 种植体的长度：种植体根方初期包绕的骨高度至少应有 3~5mm，以保证种植体的初期稳定性。

2. 术前印模　制取上下颌藻酸盐印模，取正中颌位记录。有条件时建议使用面弓记录来转移颞下颌关节的位置。术前印模可作为研究模型，有助于种植手术的设计与修复效果的模拟。如需即刻修复，术前印模可以用于制作临时修复体。

3. 微创拔牙　采用微创拔牙技术，以最小的创伤拔除牙齿、最大限度保存牙周组织。可以采用牙周膜分离器、微创牙挺、拔牙钳以及牙根牵引器等进行，或采用钻针直接在患牙上备孔后拔除牙根残片。拔除牙根后，彻底将肉芽组织和炎性组织刮除，若怀疑牙根创面有持久的感染或继发骨炎时，应延迟进行。

4. 手术切口——翻瓣与不翻瓣　通常使用不翻瓣即刻种植植入，但是对于唇侧骨板有塌陷或者过薄而又必须进行即刻种植的病例则必须考虑翻瓣暴露术区，以便于在术区唇侧进行骨增量。

翻瓣设计包括保留两侧龈乳头切口，翻开两侧龈乳头切口和两侧邻牙龈沟内切口等术式。翻瓣可暴露牙槽嵴顶，确定牙槽嵴高度、根尖病变和骨组织情况，有利于及时处理病变和进行引导骨再生术。

5. 种植窝预备与种植体植入

(1) 定点：使用小球钻或定位器确定种植窝预备的中心点。

(2) 逐级备洞：确定种植窝的方向和植入的位置，使种植体不穿通唇舌侧骨板，也不损伤邻牙。

(3) 骨挤压：在处理低密度骨时可提高骨密度并在愈合早期阶段增加骨与种植体的接触。

(4) 侧向切割钻：如果在种植窝预备的初始阶段遇到阻力，使用骨切割钻及时纠正种植体植入的方向。

(5) 预备种植窝的深度：以修复为导向，应使种植体顶部位于预想的修复体龈缘下 3mm。

6. 确定是否行引导骨再生术，并根据需要填充植骨材料，引导骨组织再生。

7. 对于种植体初始稳定性达不到即刻负荷要求的病例，需要关闭创口，尽可能使失败或并发症的风险减到最低。关闭创口的方法有:①唇侧冠向复位瓣;②腭侧角化黏膜移植;③腭侧带蒂结缔组织瓣;④屏障膜技术。

8. 即刻修复　如采用即刻修复,需制作临时修复体。可采用术中印模,技工室制作临时修复体,即刻戴入;或采用术中利用临时基台在口内直接堆塑流体树脂,制作临时修复体的穿龈形态,然后在椅旁完成临时修复体。即刻修复的临时修复体的咬合标准:确保前伸无接触、没有侧方殆干扰。

9. 若未进行即刻修复,可在骨结合后取模进行临时修复体修复,并定期调改修复体外形,进行牙龈美学塑形。

10. 临时修复体配戴至少2个月后,采用个性化取模进行最终修复。

【注意事项】

1. 拔牙过程中应防止发生牙槽窝骨壁折断、唇侧骨板丧失、牙槽骨壁创伤过大致骨坏死或局部性牙槽骨炎。必须时刻注意不要破坏唇侧骨板,通常这是前牙区最脆弱的部位。

2. 注意种植体植入的角度,应避免唇侧基骨穿孔,避免种植体过于唇侧倾斜和腭侧倾斜,以免修复困难,甚至无法修复。

3. 即刻种植前牙美学风险较大,易出现唇侧软组织退缩,甚至种植体或基台暴露。原因有:①唇侧骨壁过薄或者缺如;②种植体植入角度过度偏向唇侧;③软组织为薄龈生物型。

4. 高位笑线患者,软组织不足时,若采用唇侧冠向复位瓣来关闭创口,易导致前庭沟变浅、膜龈线退缩、附着龈缩窄。因此高位笑线患者可采用:①种植前把拟拔除的患牙磨短至稍低于牙槽嵴水平约1~2mm,使残留的牙根冠部逐渐被新生的肉芽组织覆盖,从而能恢复上皮的完整性;②4~6周后再切开黏膜翻瓣拔除剩余牙体组织,后行即刻种植体植入;③游离黏膜或结缔组织移植技术;④半潜入式愈合技术;⑤旋转腭侧断层瓣技术及唇侧梯形瓣骨膜断离减张技术。

5. 鉴于磨牙拔除后相对宽大的拔牙窝,有必要使用粗直径的种植体。

6. 术后注意事项　进食、言语和面部清洁避免力量过大,勿自行牵拉口唇和检视创口。注意口腔卫生,随访。

7. 术后3个月复查种植体唇颊侧软硬组织情况,如有需要增量,可采用软硬组织增量技术,临时修复体软组织塑形。

(莫安春　姚　洋)

第四节 骨增量技术

一、引导骨再生术

【概述】

引导骨再生术(guided bone regeneration,GBR)是将屏障膜置于软组织与骨缺损之间建立生物屏障,阻止干扰骨形成且迁移速度较快的结缔组织细胞和上皮细胞进入骨缺损区,允许有潜在生长能力、迁移速度较慢的前体成骨细胞优先进入骨缺损区,优势生长,同时保护血凝块,减缓组织压力,实现缺损区的骨修复性再生。

【适应证】

1. 术前增加种植区因失牙后或外伤造成的骨缺损。

2. 拔牙后即刻种植的种植体颈部骨缺损。

3. 种植手术中造成的骨裂开或骨旁穿。

4. 由种植体周围炎造成的骨吸收。

【禁忌证】

1. 骨缺损区域有急性炎症。

2. 软组织炎症或缺损不利于关闭创口。

3. 缺损区邻牙有无法控制的牙周炎或未经治疗的根尖炎症。

【手术步骤】

1. 常规口内、口外消毒,铺巾。手术区域采用阿替卡因或2%利多卡因注射液局部浸润麻醉。

2. 手术区域切开翻瓣 用11号手术刀片沿牙槽嵴顶(下颌)或偏腭侧(上颌)行横形切口,两侧的附加切口应远离骨缺损区,形成口小底大的梯形切口,附加切口可保留缺失侧邻牙的龈乳头,可位于缺失侧邻牙近中转角或远中转角。用骨膜剥离器全层翻开黏骨膜瓣,完全暴露骨缺损区。

3. 清理创口 彻底清除术区肉芽组织及骨面上所有软组织,确定缺损区范围。

4. 植入种植体 按照种植系统要求,逐级备洞,植入种植体,旋入覆盖螺丝。

5. 滋养孔预备 如果暴露的骨为骨皮质,需要在骨皮质上用小球钻钻出深达骨髓腔的滋养孔。

6. 植入植骨材料 可将术中取出的骨屑先覆盖于种植体周围,再在表面填入植骨材料,或采用自体骨与异种骨或人工骨按 1∶1 等比例混合使用。植骨量约大于理想轮廓的 1/4,以弥补愈合过程中出现的骨吸收。

7. 放置屏障膜 根据缺损区形状修剪屏障膜,使其完全覆盖缺损区并超出至少 2mm,以形成一个封闭的成骨空间。屏障膜应与切口及邻牙保持 1~2mm 距离,建议采用双层膜覆盖增加膜的稳定性。情况较严重的骨缺损(一壁骨缺损)及垂直向骨增量需要额外使用不可吸收性膜(钛膜和钛网)进行空间维持。

8. 无张力关闭创口 严密无张力缝合,通常可采用骨膜切开减张。采用 3-0 的不可吸收缝线或可吸收缝线用褥式缝合固定屏障膜。采用间断缝合或者水平褥式或者改良褥式缝合关闭伤口。

9. 术后处理 术后抗感染治疗 1 周。术后 24 小时内局部冷敷,控制肿胀;术后 10~14 天拆线;4~6 个月后进行二期手术和修复。

【注意事项】

1. 引导骨再生术是否进行种植体同期植入,主要取决于局部原有的骨量是否允许种植体在理想的三维位置植入并保持良好的初期稳定性。如果可以则考虑同期种植体植入,否则就要进行二次手术植入种植体。

2. 要保证创口严密无张力缝合,常需要做骨膜减张切口,缝合口应距膜的边缘 2~3mm。

3. 黏膜瓣在减张充分的前提下尽量保持完整和减小黏膜瓣的牵拉和创伤,以维持黏膜瓣的血供。

4. 血凝块和种植体的稳定 引导骨再生术同期植入种植体需要种植体具有一定的初期稳定性。

5. 若术后出现屏障膜的暴露,通常没有办法重新再关闭创口。此时,应注意使用漱口水和氯己定溶液,抗生素凝胶预防感染。若只是部分暴露,且能保持稳定,通常可以愈合,并能达到良好的成骨效果。

6. 术后严禁患者配戴单纯组织支持式可摘义齿。应选择不压迫植骨区的固定义齿或正畸保持器式义齿。

（彭　琳）

二、侧壁开窗上颌窦底提升术

【概述】

由于上颌窦的气化、上颌后牙缺失伴随的牙槽骨丧失等原因造成上颌后牙区牙槽嵴顶与上颌窦底之间的骨量往往不足，需要进行骨增量。通常当剩余牙槽骨高度小于 4mm 时，建议采用上颌窦侧壁开窗术。由于上颌窦是一个相对复杂的三维空间结构，在进行上颌窦侧壁开窗术前，需要通过 CBCT 对一些重要的解剖结构进行术前判断，如剩余牙槽骨高度、上颌窦分隔情况、上颌动静脉血管、窦底黏膜的厚度、上颌窦腔内是否有炎症或积液、上颌窦侧壁的厚度等。

【适应证】

排除患者系统性疾病，如严重的糖尿病、心血管疾病、近期进行过放射性治疗等，同时，上颌后牙区牙齿缺失后剩余牙槽嵴高度小于 4mm，需要完成上颌后牙区骨增量的患者，特别适合后牙区多颗牙连续缺失的情况。

【禁忌证】

上颌窦内有明显的炎症，如有积液、窦黏膜增厚过度；上颌窦侧壁上有比较粗大的血管，侧壁开窗时无法避开；上颌窦侧壁骨质过厚，不便于侧壁开窗；患者有严重吸烟史等。

【操作步骤】

1. 麻醉　采用阿替卡因在上颌后牙区的颊侧和腭侧行黏骨膜下浸润麻醉。

2. 翻瓣　从远中向近中沿着缺牙区牙槽嵴顶切开黏骨膜，近远中端做垂直附加切口，翻开黏骨膜，暴露嵴顶及上颌窦侧壁。

3. 开窗　选用金刚砂磨头或超声骨刀，根据 CBCT 测量的剩余牙槽骨的高度，确定窦底的位置，在高于窦底 1~2mm 处，作为开窗的下缘，一般开窗的大小为高度约 7~8mm，长度约 10mm，便于器械操作。

4. 剥离窦黏膜　选用形态合适的剥离器，沿着窦腔内壁的骨面推开窦黏骨膜，观察窦黏膜的动度，避免窦黏膜撕裂、穿孔。

5. 植入人工骨　选用合适的人工骨材料，将人工骨材料植入到窦黏膜与窦底之间的间隙内。

6. 种植窝预备　从牙槽嵴顶的方向进行种植窝的预备，可以使用骨挤压器，增强种植窝周围的骨密度，同时采用级差备洞的方法，以获得一定的初期稳定性。

7. 植入种植体 植入合适的种植体,补充填入适当的人工骨。

8. 选择大小合适的胶原膜覆盖侧壁开窗口,缝合切口。

【注意事项】

1. 上颌窦侧壁开窗窦提升技术需要术前通过 CBCT 对上颌窦结构进行详细的分析,才能避免手术风险,保证手术的顺利进行。

2. 手术中出现窦黏膜破损,可以根据破损的大小,选择较薄的胶原膜阻挡破损口,继续完成人工骨的植入,但建议选择延期植入种植体。

3. 术前发现上颌窦侧壁上存在分隔的情况,需要在分隔的前后分别开窗。

4. 上颌窦侧壁上如果存在较大的血管,应避免采用侧壁开窗,可以改为经牙槽嵴顶路径的提升术式。

5. 以下几种情况可以选择延期植入种植体:①剩余牙槽骨极少,种植体植入后不能获得一定的初期稳定性;②上颌后牙区严重的凹形吸收伴剩余牙槽骨严重不足;③上颌窦内的黏膜有比较严重的增厚,可以让患者先进行慢性鼻窦炎的治疗,完成窦底提升的骨增量后再植入种植体。

6. 为保证新骨形成,建议翻瓣时收集患者的自体血液,或术前制备 CGF (concentrated growth factor),用于混合人工骨,而不是使用生理盐水。

7. 由于术后有些患者面部肿胀较为明显,建议术后 24 小时内使用冰袋冷敷。

8. 术后告知患者,避免用力擤鼻涕、鼓气,忌烟,并预防感冒,减少感染的可能性。

(欧国敏)

三、经牙槽嵴顶上颌窦底提升术

【概述】

经牙槽嵴顶上颌窦底提升术(transcrestal sinus floor elevation)即在初步制备种植窝之后,用专用的上颌窦底内提升器,采用敲击的方法将上颌窦底骨板和上颌窦底黏膜抬起,并逐步充填骨替代材料以继续抬起上颌窦底黏膜,最后同期或延期植入种植体。

【适应证】

1. 上颌窦底区剩余牙槽嵴的高度大于 4~6mm,牙槽嵴的宽度充足,同期植入种植体能够获得较好的初期稳定性,经牙槽嵴顶上颌窦底提升过程中上上颌窦黏膜无穿孔。

2. 上颌窦底骨壁较平坦。

3. 上颌窦底提升的位点处无上颌窦分隔。

4. 上颌窦底无急性炎症或囊肿。

【禁忌证】

1. 参见第六章第一节"延期种植体植入术"。

2. 邻牙及局部黏膜急性炎症。

3. 急性上颌窦炎。

4. 口腔上颌窦瘘。

5. 上颌窦根治术后不足半年。

【操作步骤】

术前检查和影像学评估,制订种植治疗计划。根据缺牙区的颌位关系、缺牙位点的软组织和骨组织的情况,确定植入的部位、备洞深度、三维位置、所需种植体的型号、上颌窦底提升的高度和骨增量的范围。

1. 向患者解释手术过程、上颌窦底提升时敲击的感受和术中术后并发症,患者签署书面知情同意书。

2. 种植体的选择

(1) 种植体的直径:在保证种植体植入后,颊侧骨壁厚度 1~1.5mm、腭侧骨壁厚度至少 1mm、种植体和天然牙距离 1.5mm、种植体间距 3mm 的前提下,选择大直径的种植体。

(2) 种植体的颈部设计:颈部略膨大的锥柱状、根形种植体及颈部有微螺纹设计的种植体可在上颌窦底剩余的牙槽嵴内获得较好的初期稳定性。

(3) 上颌窦底提升基台:有些种植体系统为防止种植体误入上颌窦,辅助植体固位设计了上颌窦底提升基台。

(4) 种植体的根端设计:选择圆钝的、根尖不具备自攻性设计的种植体可在植入过程中减少对上颌窦黏膜的损伤。

3. 消毒、铺巾、局麻、切口和翻瓣 具体步骤参见第六章第一节"延期种植体植入术"。

4. 球钻修整牙槽嵴顶,先锋钻定位,逐级预备种植窝至最终制备直径,种植窝的深度距上颌窦底 1mm。缺牙区骨密度低(Ⅲ类或Ⅳ类骨)时,可采用级差备洞的方式,预备种植窝至小一级直径。逐级备洞时可使用慢速备洞的方式取牙槽窝内的自体骨备用。

5. 选择合适直径的上颌窦底提升器置于牙槽窝中,轻轻敲击至有落空感以使上颌窦底骨板骨折。敲击时应十分小心,固定上颌窦底提升器的手应该控制其位移在上颌窦底骨折后 1~2mm 范围内,可使用止动环,避免骨凿进入上颌窦窦腔,防止上颌窦黏膜穿孔;敲击时应注意骨凿的放置和方向,避免扩大种植窝,影响同期植入种植体的初期稳定性;敲击时应耐心,骨阻力大时,可继续预备去除牙槽嵴顶剩余骨 1mm 后再提升上颌窦底骨质,可多次反复此操作,直至上颌窦底骨板骨折。

6. 采用鼓气试验检查上颌窦黏膜的完整性。确认窦底黏膜完整后将骨替代材料置入种植窝内,少量分次轻轻推送至上颌窦底以继续抬升上颌窦底黏膜。植入骨替代材料过多会增加上颌窦底黏膜穿孔的风险。

7. 同期植入种植体,旋入封闭螺丝。种植体初期稳定性差时,可延期植入种植体。

8. 复位软组织瓣,严密缝合术创。

9. 术后医嘱及术后用药　嘱患者注意口腔卫生,忌烟,局部冷敷,进食和术区保护等注意事项;避免感冒,勿用力擤鼻涕或鼓气,减少术后感染的可能性。必要时可给予口服或静脉注射抗炎治疗。

【注意事项】

1. 上颌窦黏液囊肿、上颌窦黏膜过度增厚、上颌窦积液等会增加上颌窦穿孔的风险,必要时请耳鼻喉科会诊治疗后再行手术。

2. 术前应精确测量剩余牙槽骨的高度。种植窝预备深度应距离上颌窦底约 1mm。深度过深,容易造成上颌窦穿孔;深度过浅,预留的上颌窦底骨壁过厚,受到冲击后不易骨折。

3. 术前应注意提升处上颌窦底的形态。上颌窦底平坦,窦底骨壁抬起后不易刺破上颌窦黏膜;反之,窦底倾斜角度较大,冲击抬起斜形的上颌窦底骨壁,发生黏膜穿孔的风险增大,可从最小一级骨凿开始逐级提升上颌窦底;上颌窦提升位点处有上颌窦间隔时提升难度加大,需从最小一级上颌窦提升器开始,配合反复的磨除窦底间隔处骨质,逐渐提升窦间隔处。

4. 敲击时可能会造成患者不适或阵发性位置性眩晕,应在术前告知患者并取得患者同意。

5. 术中出现上颌窦底黏膜穿孔时,应采用侧壁开窗上颌窦底提升术,以胶原膜覆盖穿孔处,植入骨替代材料,同期或延期植入种植体。

四、牙槽窝位点保存术

【概述】

位点保存术(site preservation,ridge preservation,socket preservation)通常指牙拔除后,通过植入骨替代材料对拔牙窝解剖形态和结构的保存,阻断或减少牙槽嵴的吸收及龈乳头萎缩的方法。

【适应证】

1. 美学区拔牙窝骨缺损,无法进行即刻种植的病例。

2. 无急性炎症或化脓感染的牙槽窝,需要预防牙槽嵴吸收和改善软硬组织愈合的病例。

【禁忌证】

1. 参见第六章第一节"延期种植体植入术"。

2. 拔牙窝骨壁缺损较大,只余一壁或二壁骨,缺乏稳定性。

3. 拔牙窝存在急性感染或化脓性慢性感染。

【操作步骤】

1. 术前检查和影像学评估,制订种植治疗计划。根据需行位点保存术的患牙软组织和骨组织缺损的情况,确定能否保留患牙、拔牙方式、软组织状况、骨缺损的类型是否适合做位点保存术、拔牙窝的处理方式和骨替代材料的选择。

2. 向患者解释手术过程、术中和术后并发症,患者签署书面知情同意书。

3. 消毒、铺巾和局麻(具体步骤参见本章第一节)。

4. 围绕牙根做龈沟内切口,使用微创拔牙器械分离牙周膜,拔除患牙。拔牙时应避免使用唇颊侧牙槽嵴顶作为支点,避免牙槽突骨折。

5. 清理牙槽窝,刮除肉芽组织。搔刮拔牙窝,去除拔牙窝内的根端囊肿或炎性肉芽组织,并用大量生理盐水反复冲洗。有条件者,可使用激光处理牙槽窝。

6. 牙槽窝植入骨替代材料,将其填充至拔牙窝并压实。

7. 封闭拔牙窝,旨在使拔牙窝内的成骨环境与口腔环境相隔离。通常有以下隔离方法:

(1) 使用生物胶原材料隔离,如胶原膜覆盖或生物胶原填塞。

(2) 使用移植的游离黏膜瓣覆盖。游离黏膜瓣常取自上颌第一、第二前磨牙腭侧,为带上皮的结缔组织。将游离黏膜瓣的结缔组织面与已经去除上皮的牙槽窝创缘缝合固定。

（3）使用临时修复体。临时单冠粘接于两侧邻牙，与牙槽窝边缘紧密贴合，保存牙龈曲线以及牙乳头的形态。

8. 术后医嘱及术后用药 嘱患者局部冷敷,进食和术区保护等注意事项;注意口腔卫生,减少术后感染的可能性。忌烟,勿用吸管,避免因负压导致血凝块脱落和微细毛细血管破裂造成出血增加。避免剧烈运动。必要时可给予口服或静脉注射抗炎治疗。

【注意事项】

1. 微创拔牙并清理牙槽窝时应尽量避免唇侧翻瓣以保留唇侧牙槽骨的血供,减少唇侧牙槽骨吸收。但是若拔牙位点存在较大的囊肿或波及邻牙的牙周疾病,应翻瓣将病损去除,但此时应注意瓣的设计,尽量保留瓣的血液循环,防止软组织退缩。

2. 将骨替代材料植入拔牙窝时应将骨替代材料压实,并使血液浸透,以期形成稳定的血凝块。填充时应将移植材料填平至齐牙槽嵴顶,才能使得成骨不低于牙槽嵴顶。

五、外置式植骨技术

【概述】

外置式骨移植(onlay graft)即 Onlay 植骨术,是将块状骨移植材料修整塑形后固定于骨缺损区,从而有效恢复缺牙区水平向和垂直向的骨量的骨移植技术。块状骨移植材料可以来自自体骨、同种异体骨、异种骨或人工合成骨。其中块状自体骨由于其良好的生物相容性以及骨诱导和骨再生特性,被认为是骨移植的"金标准"。

【适应证】

1. Onlay 植骨法适用于牙槽骨严重吸收的种植位点。牙槽嵴垂直高度小于 7mm,或牙槽嵴宽度小于 3mm,或水平向及垂直向严重骨缺损同时存在时,使用此技术能够获得较好的种植位点的恢复。

2. 对于一壁或二壁骨缺损,使用骨引导再生术不能获得确定的成骨效果,此时应采用 Onlay 植骨技术。

【禁忌证】

1. 参见第六章第一节"延期种植体植入术"。

2. 患者全身状况较差,不能耐受自体取骨的创伤。

3. 尚未控制的牙周炎或口腔卫生差的患者。

4. 受植区存在软硬组织病理性改变。

【操作步骤】

1. 术前检查和影像学评估,制订种植治疗计划。根据缺牙区软组织、骨组织缺损的情况和供骨区骨量,确定骨缺损的量及供骨区的选择,取骨量(长度、宽度和厚度),取骨器械、钛钉、骨替代材料和骨膜的选择。

2. 向患者解释手术过程、术中和术后并发症,患者签署书面知情同意书。

3. 消毒、铺巾、局麻(具体步骤参见本章第一节)。

4. 局部浸润麻醉后,缺牙区牙槽嵴顶行水平切口,及邻牙远中的附加切口,翻瓣,暴露受植区。受区切口和翻瓣的设计不应过小,应大于骨增量的面积,并且保证黏膜瓣的血供以及后期的减张缝合。

5. 受植区处理,开放骨髓腔。可用小球钻穿通颊侧骨板备滋养孔或磨除部分骨皮质,开放骨髓腔,从而加速块状骨的再血管化,加速骨形成过程,并将缺损骨面修整为较为规则的形状。测量受植区骨缺损所需块状骨的长度、宽度和厚度。

6. 取自体骨,常用的自体骨块来源可分为口外和口内。口外自体骨可取自髂骨、颅骨、腓骨等。口内自体骨可取自下颌升支外斜线及颏部等。

7. 可以选择超声骨刀或取骨环钻取骨,取骨后根据受区的形态修整块状骨,尽量使移植的块状骨与受植区紧密贴合,其接触面积越大,骨块稳定性越好。

8. 在块状骨和受植区上初步预备钛钉的通道后,使用钛钉将块状骨稳定地固定于受植区。

9. 使用骨替代材料及屏障膜覆盖和保护块状骨,能够减少块状骨在愈合过程中的骨吸收。

10. 创口初期无张力缝合,可以通过切开黏骨膜瓣基底的骨膜或黏膜瓣移植等技术来实现。行骨膜切开减张,采用 3-0 不可吸收缝线改良水平褥式缝合可固定屏障膜,减少术区创口的张力,防止术区创口裂开。牙槽嵴顶切口及附加切口间断缝合,无张力初期关闭创口。

11. 术后医嘱及术后用药。嘱患者局部冷敷,进食和术区保护等注意事项;注意口腔卫生,给予含漱液,减少术后感染的可能性。忌烟,勿用吸管,避免因负压导致血凝块脱落和微细毛细血管破裂,增加出血。避免剧烈运动。必要时可给予口服或静脉注射抗炎治疗。

【注意事项】

1. 取块状骨时应注意不能损伤邻近重要解剖结构,如下牙槽神经、颏神经等。

2. 在修整骨块及受植区的过程中应当注意冷却,降低骨的热损伤。块状骨边缘应当圆钝,避免刺伤黏膜。

3. 钛钉固定骨块的过程中要注意防止块状骨的折裂。

4. 钛钉将块状骨固定于受植区是因为获得了足够的固位力,这就要求钛钉有适当的直径和长度。颊舌向固定骨块时,钛钉的长度应足以穿入受植区对侧的骨皮质,以确保固位力。必要时可以使用多颗钛钉固定。

(班　宇)

六、骨挤压技术

【概述】

种植术区的可用骨量和骨质密度对种植修复的成功率有较大影响。骨质疏松会影响骨 - 种植体的骨结合率,从而降低成功率。骨挤压技术是在种植术区骨密度较低(Ⅲ类和Ⅳ类骨)时应用的一种外科解决方法,以专门的手用骨挤压器械,逐级扩孔,可以取代常规技术进行种植窝的预备。

【适应证】

1. 骨挤压技术一般应用于骨质比较疏松的Ⅲ类骨或Ⅳ类骨。

2. 可应用于即刻种植的根方牙槽窝预备以提高种植体的初期稳定性。

【禁忌证】

1. 不适用于骨质较为致密的Ⅰ类骨和Ⅱ类骨。

2. 不适用于种植体植入方向与牙槽骨骨板方向差异较大的情况,如唇侧严重凹陷或内倾型深覆𬌗。

【手术步骤】

1. 常规口内、口外消毒,铺巾。手术区域采用阿替卡因或利多卡因注射液局部浸润麻醉。

2. 手术区域切开翻瓣　用 11 号手术刀片沿牙槽嵴顶行横形切口,两侧的附加切口应远离术区,形成口小底大的梯形切口。

3. 用球钻于牙槽嵴顶定位,细钻针或先锋钻导向后于牙槽嵴顶按照既定的种植体植入位点和轴向制备骨孔。

4. 按序列由小到大逐个使用骨挤压器,一般是尖端为圆头或者平头的锥形骨挤压器,在控制好方向的前提下,轻轻敲击就位逐渐深入,直到预备至与种植体直径相匹配的骨挤压器。也可采用形状为带有自攻螺纹的锥形骨挤压器,这种挤压器一般配备有手柄及与手柄联用的扳手可将挤压器缓缓旋入,在逐步就位的过程中对周围的骨壁产生挤压作用,就位完成后获得与螺纹直径相匹配的骨孔。

5. 待骨孔达到种植体植入要求后,采用与种植体匹配的成形钻备孔,防止伤及过多的颊舌侧骨质。

6. 对于骨密度很低的情况,螺旋种植体可直接自攻旋入种植窝,不必再进行螺纹成形,最后的骨挤压器械直径应小于种植体直径 0.5~0.75mm,进行极差预备。

7. 判断是否需要同时进行引导组织再生术或者仅仅植入骨移植材料恢复牙槽嵴外形。

【注意事项】

1. 需正确判断骨密度,骨挤压技术不能用于高密度骨质,否则敲击时容易发生骨的断裂,患者也难以耐受头部明显的震荡感。下颌牙槽骨密度高,脆性大,尤其是下颌前牙区,慎用骨挤压技术。

2. 骨挤压时产生一定的冲击力,挤压器械方向较难控制,易对邻牙造成损伤,因而要求敲击力度适中并准确控制方向。

3. 一般不用骨挤压器械直接进行导向,因为即使骨密度很低,也难以直接将骨挤压器械敲进完整的骨皮质和骨松质内,并获得理想的方向。

4. 逐级操作,防止牙槽骨断裂,同时为避免因阻力较大产热过高,需及时用冷生理盐水冲洗。

5. 如果挤压的幅度过大,且唇侧骨皮质较厚,建议提前松解唇侧骨皮质,在唇侧骨板上用小球钻预备密集的骨孔,以便骨板更容易撑开。

6. 前牙区选用直柄骨挤压器,后牙区选用弯柄骨挤压器。应逐渐增加深度,防止种植窝过热。

7. 在换用每级挤压器之前,可使用球钻或颈部导向钻扩大种植窝颈部,防止骨皮质断裂。

8. 当牙槽骨因吸收出现骨性倒凹时,挤压可能造成颊侧或舌侧骨壁穿孔,需慎用。一旦骨壁表面出现裂纹,应覆盖可吸收性屏障膜,适当时使用引导组织再生术。

(彭 琳)

七、骨劈开技术

【概述】

骨劈开技术(split-ridge technique)是利用骨劈开器械将牙槽嵴分离成颊舌侧骨壁,劈开之后形成的裂隙中可植入种植体和人工骨粉,以满足种植体植入时需要的水平骨宽度。骨劈开技术在应用时通常联合骨挤压技术以及引导骨再生术以获得理想的水平骨增量。

【适应证】

1. 剩余牙槽嵴高度正常,水平向骨量不足.

2. 牙槽嵴组织学结构中有骨松质,骨皮质之间有骨松质存在(Ⅳ类骨密度最优,其次为Ⅲ类、Ⅱ类骨骨密度)。

3. 牙槽嵴唇舌向厚度约 3~5mm。

【禁忌证】

1. 唇侧骨板根方存在严重骨凹陷,无法将骨板向唇侧扩张。

2. 牙槽嵴组织学结构为骨皮质,无骨松质(Ⅰ类骨密度)。

3. 单颗牙牙间间隙较窄,行骨劈开技术可能损伤到邻牙。

【操作步骤】

1. 消毒铺巾后,在手术位点做牙槽嵴顶横向及唇颊侧的纵向松弛切口,翻全厚黏骨膜瓣暴露骨面,利用超声骨刀在牙槽嵴顶中间沿近远中方向做垂直切口,利用骨劈开器劈开牙槽骨,深入骨松质。

2. 继续用扁锥状及圆锥状骨劈开器或骨挤压器械逐级进一步扩大骨劈开间隙,骨劈开完成后可见唇颊侧骨板呈青枝样骨折。

3. 在扩大的间隙中逐级预备种植窝,避免唇颊侧骨板游离。

4. 植入种植体,联合应用引导骨再生术,将自体骨屑或骨替代材料填入骨板的内外两侧,覆盖胶原膜,减张严密缝合。

【注意事项】

1. 劈开时注意劈开路径方向及扩张宽度,不要使唇侧或颊侧骨板游离,游离骨板有坏死风险。

2. 劈开路径可以使用超声骨刀做切口进行引导,注意劈开时力度的使用及方向的控制,避免使用暴力。

3. 骨劈开的垂直切口应离开天然牙 1mm,注意避免损伤邻牙。

4. 底部是否需要切口应根据缺牙部位和骨质情况来决定,通常下颌牙槽骨的骨板较为致密,底部需要用超声骨刀做一个水平切口,但不要切透骨皮质,以保证在骨劈开时骨板不会游离。

5. 种植窝预备时,在保证种植体植入方向正常的情况下注意钻针方向,避免过多损伤唇颊侧骨板。

6. 缝合时因增加了水平骨宽度,注意减张缝合。

八、二次骨劈开技术

【概述】

对于连续多颗前、后牙缺失的患者,常常由于缺牙时间过长导致牙槽嵴过度吸收,最后形成刃状牙槽嵴,剩余牙槽骨有一定的高度,但宽度明显不足。常规骨劈开方法中,唇颊侧骨板由于丧失血供容易出现吸收或游离坏死,故提出二次骨劈开方法。这种骨劈开分两次完成,第一次翻瓣后,采用超声骨刀,在缺牙区形成矩形切口,此时并不劈开唇颊侧骨板,然后将软组织缝合,目的是重新构建骨板的血供,同时为第二次骨劈开创造条件;另一方面,利用骨髓腔内丰富的骨髓细胞,类似"三明治"原理,利于颊舌侧骨板之间形成新骨,达到增宽牙槽嵴宽度的目的。

【适应证】

连续多颗牙缺失,缺牙区牙槽骨有足够的高度,嵴顶宽度约 3~4mm,底部宽度足够。

【禁忌证】

1. 唇侧骨板根方存在严重骨凹陷,无法将骨板向唇侧扩张。

2. 牙槽嵴组织学结构为骨皮质,无骨松质(Ⅰ类骨密度)。

3. 单颗牙牙间间隙较窄,行骨劈开技术可能损伤到邻牙。

【操作步骤】

1. 局部浸润麻醉,术中翻开全厚瓣,使用薄刃状超声骨刀刀头,在牙槽嵴顶处,沿近远中方向做一切口,切透骨皮质;在切口的两端预备两条垂直向切口,在底部做一水平向切口,均切透骨皮质,形成类似矩形切口,此时并不劈开唇颊侧骨板,4 条骨切口均相互通连,缝合关闭软组织。

2. 约 4 周后,黏骨膜重新附着在唇颊侧的骨板上,第二次沿嵴顶切开软组织,唇颊侧不翻瓣,适当翻开舌侧的软组织,暴露术区,然后用骨劈开器分离、推开唇颊侧骨板,预备种植窝,唇颊侧的黏骨膜始终与唇颊侧骨板相连。

3. 同期植入种植体,骨板间植入人工骨,嵴顶处可放置胶原塞以关闭切口。

【注意事项】

1. 切口需要切透骨皮质，垂直切口离开两侧的天然牙 1mm 的距离，避免损伤天然牙牙根。

2. 预备种植窝时，避免钻针造成唇颊侧骨板游离。

3. 种植体植入的深度应当在骨缘下 1~2mm，建议选择根型种植体。

（欧国敏）

九、骨环植骨同期种植体植入术

【概述】

包括水平宽度和垂直高度不足在内的种植床三维骨量不足在临床治疗中常较难处理，多采用块状自体骨移植术（Onlay 植骨术）。骨环植骨术（bone ring technique）是一种应用自体骨块环形移植物，同期种植体植入，重建种植体周三维骨量的方法。骨环植骨并同期种植体植入是指利用特殊工具，在供骨区获取环状的骨块，然后在骨块中间位置备孔，利用这个孔洞将骨环固定在种植体颈部，然后将种植体与骨环一起植入在种植位点的方法。需同期进行 GBR 以促进局部骨组织的再生。

【适应证】

1. 下列骨缺损情况下的水平/垂直骨增量　一壁/二壁/三壁骨缺损，垂直骨缺损。

2. 经牙槽嵴顶上颌窦底提升 Onlay 植骨。

3. 即刻种植牙槽窝骨壁缺损或垂直骨高度不足的情况。

【禁忌证】

1. 植骨区域只有骨皮质，无骨松质的 I 类骨情况。

2. 牙槽嵴顶狭窄，无法放置骨环的情况。

【手术步骤】

1. 常规口内、口外消毒，铺巾。手术区域采用阿替卡因（2%~4%）或利多卡因（0.25%~0.5%）注射液局部浸润麻醉。

2. 手术区域切开翻瓣　用 11 号手术刀片沿牙槽嵴顶行横形切口，两侧的附加切口应远离术区，形成口小底大的梯形切口。

3. 自体环状骨取骨部位主要来源于下颌颏部或种植原位，临床中根据取骨要求和解剖条件不同予以选择。以颏部取骨为例描述供区取骨的操作步骤。

（1）切牙至尖牙区膜龈联合下 3mm 处水平切开黏骨膜，切口不超过尖牙远中，否则增加损伤颏神经的风险。

（2）翻瓣，注意保护颏神经。

（3）标记取骨区域：首先用环钻测量种植位点骨缺损大小，然后选用比种植位点预定移植物大 1mm 直径的取骨环钻取骨；取骨部位应在下颌牙根尖 5mm 以下，以免损伤牙根；用直径 2mm 的球钻标记骨环中心，预备深度达骨髓腔。

（4）用比种植位点预定移植物大 1mm 直径、带定位柱的取骨环钻，以球钻定点为中心，标记骨环边缘，只起标记作用，预备深度 1mm。

（5）按最终植入种植体的尺寸，在骨环中心常规行种植骨孔的预备，钻针深达骨松质，以保证足够的血液，细胞和营养，但切忌穿通舌侧骨皮质。

（6）再次用比种植位点预定移植物大 1mm 直径的取骨环钻取骨，此次深达骨髓腔，厚度与受植床所需骨高度匹配。

（7）用环勺小心分离骨环并取出带有骨皮质和骨松质的骨环。

4. 受区预备和植骨

（1）对受骨区翻瓣，用外径与骨环外径相匹配的实心骨磨在受骨区进行预备，使预备的骨洞与获取的骨环相匹配，注意预备的骨洞中心应为种植体正确二维植入位置的中心。

（2）将获得的骨环放置于预备好的受骨区，骨环的骨松质面向缺损区深部，以器械固定骨环，钻针通过骨环中心常规预备种植窝，深度达根尖区至少 3mm 以上，以保证种植体的初期稳定性。

5. 种植体植入

（1）固定骨环，在骨环内植入种植体，使之位于良好的三维位置关系，深度位于骨环水平下方 1~2mm，以补偿骨环的吸收导致的高度丧失。

（2）如果骨环松动，可以采用膜螺钉，或者大直径低穿龈愈合帽进行固定。

（3）剩余的骨间隙用自体骨屑和（或）人工骨粉充填，覆盖胶原膜，行骨引导再生术。必要时可联合使用浓缩生长因子CGF膜覆盖在环状骨移植物表面，增加骨移植物的存活并促进软组织的生长。

6. 软组织处理　减张严密缝合，伤口加压。

7. 术后维护　术后 10~14 天拆线；4~5 个月行二期手术及后续修复。

【注意事项】

1. 用环钻取下骨环后,尽量保存在血液或生理盐水中。

2. 种植体植入需有良好的三维位置关系,如果将骨环就位后制备骨孔,在制备过程中需固定好骨环,要避免钻针对骨环的不必要切割,降低骨环的稳定性。

3. 种植体植入固定骨环,如果骨环松动,可以采用膜螺钉,或者大直径低穿龈愈合帽进行固定。

4. 如果种植体无法获得足够的初期稳定性,切勿强行植入种植体,可改用膜螺钉固定种植体仅行环状骨移植物骨增量术,分期植入种植体。

5. 彻底减张关闭创口,定期随访以减少创口裂开的可能。

(彭 琳)

第五节 软组织增量技术

一、游离角化牙龈移植术

【概述】

种植体周围存在一定宽度的健康附着龈对种植体的长期稳定和牙周健康十分重要,也是促进种植美学效果的一个关键因素。游离角化牙龈移植术(free gingiva graft,FGG)是将供区健康的游离角化牙龈组织移植到受区,以加宽附着龈的一类软组织扩增有效方式。

【适应证】

软组织量不足尤其是角化黏膜缺乏的病例。

【操作步骤】

1. 消毒、铺巾 参见第六章第一节"延期种植体植入术"。

2. 局部麻醉 参见第六章第一节"延期种植体植入术"。

3. 受区准备 在受区膜龈联合处做一半厚切口,向下做半厚瓣的锐性分离,仅保留骨膜及其上方一薄层结缔组织,冠根向的宽度大于6mm,再将半厚瓣用水平褥式的缝合方法固定在受区固定不动的骨膜上。

4. 供区准备 供区选择上颌硬腭区的前磨牙及第一磨牙的腭侧。首先检查排除局部有炎症和增生的情况。切口距离腭侧龈缘约 2mm,切口长度和宽度参考受区范围,为与龈缘平行的长方形。深度取至黏膜下层,保留骨膜及其上方薄层结缔组织。该区主要的血管损伤风险为腭大动脉损伤,如有出血,可压迫止血或缝合结扎止血。创口覆盖碘仿纱条及腭护板固定,术后 10 天去除。

5. 游离角化龈瓣的固定 取下游离瓣后,用剪刀或手术刀去除不平的组织和脂肪组织,之后立刻将其植入到预备好的受区。先将游离龈瓣的近牙龈端的两个角缝合固定在对应的骨膜上,再从游离瓣的下方边缘处行水平向骨膜缝合,再呈 8 字交叉缝在受区舌侧的黏膜上。缝合固定后,用生理盐水湿润的纱布轻压黏膜瓣约 5 分钟,排出下方淤积的血液,使游离瓣紧贴在受区。

【注意事项】

1. 整个手术过程必须保证轻柔操作,操作应该熟练精准。

2. 游离角化龈移植术后常存在颜色差异,不常适用于美学区。

3. 在做游离龈移植时最重要的解剖结构是上腭供区的腭大孔,术中应注意。

4. 对患者进行口腔卫生宣教,指导患者进行有效的口腔清洁,保持口腔卫生。

二、游离结缔组织移植术

【概述】

游离结缔组织移植术(free subepithelial connective tissue graft,FSCTG)通常是指在腭部将上皮与结缔组织分离,只切取其结缔组织层,将留下的上皮做原位缝合,使腭部不留创面。所取下的游离结缔组织移植于受区,以扩增受区软组织的一类软组织增量方法。

【适应证】

软组织量不足时行软组织扩增。

【操作步骤】

1. 消毒、铺巾 参见第六章第一节"延期种植体植入术"。

2. 局部麻醉 参见第六章第一节"延期种植体植入术"。

3. 供区 在上颌硬腭区的前磨牙及第一磨牙的腭侧,首先检查排除局部有炎症和增生的情况,然后在距离腭侧龈缘约 2mm 处,做"冂"形半厚切口,锐性分离上层瓣,暴露下层组织,将下层组织切至骨面,钝性剥离下层结缔组织瓣。将供区留下的上皮做原位缝合,使腭部不留创面。

4. 受区 受区形成无肌肉附着之骨膜面,将取下的游离结缔组织瓣稍做修整成长条状,放置于受区,缝合固定,关闭创口。

【注意事项】

1. 整个手术过程必须保证轻柔操作,操作应该熟练精准。

2. 游离结缔组织移植术在愈合后通常无明显颜色差异,但移植物的获取过程会造成患者二次创伤。

3. 由于缺乏血供,术后可能存在一定程度的吸收。

4. 对患者进行口腔卫生宣教,指导患者进行有效的口腔清洁,保持口腔卫生。

三、带蒂腭侧软组织瓣移植术

【概述】

带蒂腭侧软组织瓣移植术(pedicle subepithelial connective tissue graft,PSCTG)通常是指在腭部将全厚瓣分解为上层含部分结缔组织的上皮瓣和下层带蒂结缔组织瓣。之后将带蒂结缔组织瓣在受区就位,以期扩增受区软组织,达到稳定而良好的种植修复效果。

【适应证】

软组织量不足的病例。

【操作步骤】

1. 消毒、铺巾 参见第六章第一节"延期种植体植入术"。

2. 局部麻醉 参见第六章第一节"延期种植体植入术"。

3. 在供区腭侧,首先检查排除局部有炎症和增生的情况,然后根据所需组织大小,在距离腭侧龈缘约 2mm 处,做全厚斜向远中的延伸切口,远中限制在第一磨牙内。

4. 用骨膜剥离器剥离全厚的黏骨膜瓣,然后用刀片将全厚瓣分解为上层含部分结缔组织的上皮瓣和下层带蒂结缔组织瓣。

5. 将带蒂结缔组织瓣从远中和腭中线方向切断。将准备好的长条状带蒂瓣向近中反折后将瓣在受区就位,缝合固定,关闭组织创口。

【注意事项】

1. 整个手术过程必须保证轻柔操作,操作应该熟练精准。

2. 带蒂腭侧软组织瓣移植术在愈合后通常无明显颜色差异,但移植物的获取过程会造成患者二次创伤。

3. 带蒂腭侧软组织瓣移植术为移植部分提供了血供,但由于远中端在旋转过程中增加了蒂部的血管压力,使得血供有限,导致最终软组织的维持效果可能不稳定。

4. 对患者进行口腔卫生宣教,指导患者进行有效的口腔清洁,保持口腔卫生。

(满　毅　向　琳)

第七章

口腔种植修复技术操作常规

第一节　种植印模技术

将患者余留牙列情况、种植体或基台的三维位置准确转移到石膏模型中，是种植修复阶段的关键。常用的印模技术包括种植体水平印模、基台水平印模和个性化印模。医师应依据患者的具体情况，选择合适的种植印模技术，以获得精确的模型。

一、种植体水平印模技术

【概述】

种植体水平印模（implant level impression）是指将印模柱连接于种植体颈部进行印模制取，并使用种植体替代体，将种植体的三维位置直接转移到石膏模型当中。种植体水平印模在修复时可以选择多种上部结构，并进行调改以获得理想的共同就位道或修复轴向。根据印模柱结构分为开窗式印模技术（open tray implant impression）和非开窗式（闭口）印模技术（closed tray implant impression）。

【操作步骤】

1. 非开窗式印模

（1）依据种植体型号、愈合基台的直径和穿龈深度选择适宜的印模柱，准备托盘。

（2）移除愈合基台或覆盖螺丝，生理盐水冲洗穿龈袖口。将印模柱准确就位固定；如有定位帽，将其扣于印模柱顶部。可拍摄 X 线片确定印模柱是否准确就位。用蜡封闭螺丝孔。

（3）倒凹大时填充倒凹，干燥牙面。

（4）种植义齿对印模材料的形态稳定性、弹性回复率和生物相容性要求与传统固定修复无异。但种植义齿对印模材料的终硬度要求较高，因此，种植修复中通常使用终硬度较高的加成型硅橡胶、聚醚橡胶等印模材料。使用专用注射器将高流动性印模材料注入印模柱周围以利于形成清晰的穿龈形态，避免局部气泡及印模材料欠充填。托盘中灌注适量低流动性印模材料，常规取模。

（5）等待材料完全固化后取下印模，此时印模柱仍位于口内。

（6）从口内移除印模柱，然后将其与配套种植体替代体连接后根据印模柱上的定位形或定位帽反插回印模相应位置。口内清洁后重新旋入愈合帽。

（7）使用牙龈石膏制作义龈并灌注石膏模型。

2. 开窗式印模

（1）依据种植体型号、愈合基台的直径和穿龈深度选择适宜的印模柱。

（2）口内移除愈合帽或覆盖螺丝，生理盐水冲洗穿龈袖口。将印模柱就位固定，必要时可拍摄根尖 X 线片判断印模柱的就位情况。

（3）根据牙位准备开窗式托盘，在托盘印模柱相应位置开窗，保证托盘就位时印模柱能顺利从开窗位置穿出。必要时可使用蜡片封闭开孔处。

（4）填充余牙的明显倒凹，干燥牙面。

（5）使用专用注射器将高流动性印模材料注入印模柱周围以利于形成清晰的穿龈形态，避免局部气泡及印模材料欠充填。托盘中灌注适量低流动性印模材料，常规取模。在印模材料未完全固化时使用探针清理，以完全暴露其顶部的螺丝通道。

（6）印模材料完全固化后，拧松开窗式印模柱的中央螺丝，取下印模，此时印模柱位于印模内，然后直接连接种植体替代体，拧紧开窗式印模柱的中央螺丝。口内清洁后重新旋入愈合帽。

（7）使用牙龈石膏制作义龈并灌注石膏模型。

【注意事项】

1. 不同品牌的种植体印模转移部件设计不同，医师在实际操作中应遵循品牌指南，并注意检查转移部件有无磨损，以及使用次数限制。

2. 医师应结合患者具体情况，按需选用合适的种植体印模技术。非开窗式印模技术适用于简单上部修复结构的印模制取，及多颗种植开窗式制作开窗个别托盘时。开窗式印模技术适用于复杂上部结构修复，如多颗种植支持的固定桥或全口固定种植的印模制取。

3. 开窗/非开窗式印模技术均具有一定的局限,医师应结合具体情况按需选择。患者张口受限或后牙区开口不足,无法保证开窗式印模柱顺利就位和移除时,建议使用非开窗式印模技术;精密度要求非常高的种植印模,非开窗式印模精度难以保证,建议使用开窗式印模技术;多颗种植体,且种植体间角度差别大,硅橡胶固化后非开窗式印模难以取出,建议使用开窗式印模技术。

4. 多种因素可导致模型不准确,例如,印模殆面或近远中邻面产生气泡;印模材料流动性差,托盘口内就位后反复拖拽导致殆面不清晰;口内印模柱未就位;各转移部件连接不紧密、松动;印模柱反插回印模材料时用力不当损伤印模或未完全就位等。当石膏模型不准确时,医师应结合具体情况具体分析,并重新取模。

(蔡潇潇)

二、基台水平印模技术

【概述】

基台水平印模(abutment level impression)是指将基台的位置和方向从患者的口内转移到工作模型中。将基台在口内就位固定后,在基台上安装印模柱,完成印模制取,最终获得带有基台替代体的工作模型。根据印模柱的结构,分为闭口式印模技术和开口式印模技术。此方法可避免基台在制作室加工过程中被磨损、破坏,确保了种植体基台间的精密吻合。

【操作步骤】

1. 印模材料的选择(参见本节种植体水平印模技术的操作步骤)。

2. 根据患者口内的情况选择适宜的基台以及相应的印模柱、替代体,并选择和准备托盘。

3. 移除口内愈合帽,生理盐水冲洗穿龈袖口,将基台就位固定。必要时拍摄根尖 X 线片确定基台是否就位。

4. 安装基台印模柱,干燥牙面。

5. 使用专用注射器将高流动性印模材料注入印模柱周围,避免局部气泡及印模材料欠充填。托盘中灌注适量低流动性印模材料,常规取模。

6. 等待材料完全固化后取下印模。将其与配套的基台替代体反插回印模材料的相应位置。

7. 口内清洁后戴入基台保护帽。

8. 制作义龈并灌注石膏模型。

【注意事项】

1. 基台水平取模一般适用于将不需调磨的最终基台放置就位到种植体上的病例(如实心基台、复合基台等)。

2. 基台水平印模分为闭口式印模和开口式印模两种方式。垂直高度有限、种植体平行度足够时可考虑使用闭口式印模;多牙取模,种植体平行度不足,印模柱的高度明显低于咬合面时,则应考虑使用开口式印模。

3. 不同品牌种植体的印模转移部件设计不同,医师在实际操作中应遵循操作指南。

4. 操作过程中,应注意以下可能导致模型不准确的因素:

(1) 注意材料的操作时间,防止托盘口内就位后反复拖拽导致𬌗面不清晰或者出现气泡,甚至有缺陷。

(2) 注意口内印模柱是否有磨耗,严格按厂家指导的使用次数更换。

(3) 注意口内印模柱是否完全就位,取模时防止其移位。

(4) 注意印模柱反插回印模材料时用力不当损伤印模或未完全就位等。

当发现石膏模型不准确时,医师应结合具体情况具体分析,并重新取模。

(康　宁)

三、个性化印模技术

【概述】

种植支持式临时修复体可以有效地引导和成形软组织,获得良好的穿龈轮廓和过渡带形态,在美学区种植修复中得到普遍使用。临时修复体完成塑形后 3 个月,软组织趋于稳定,可以进行临床印模程序。为了将穿龈轮廓和过渡带形态完整的转移到模型上,推荐使用临时修复体制作个性化印模柱进行取模,这在指导最终修复体制作,获得良好的美学效果方面具有重要意义。

【操作步骤】

1. 直接法　在临时修复体唇(颊)面沿牙体长轴方向制备 2~3 条导向沟,宽度约 1~1.5mm,深度约 1.5~2mm。

(1) 选择合适的托盘,托盘中灌注适量低流动性印模材料,常规取模,印模材料硬化后,取下印模。

(2) 取下临时修复体,将其与配套的种植体替代体连接,在导向沟的指示下,将临时修复体和种植体替代体反插于印模材料中。

（3）将人工牙龈材料打入到种植体替代体周围,高度至少覆盖替代体2mm,并灌注超硬石膏模型。

（4）待石膏硬化后,将临时修复体从模型上取下,完成个性化印模制取。

（5）使用树脂材料对导向沟进行充填,检查咬合情况,无误后对临时修复体抛光。清洗消毒后戴回患者口内。

2. 间接法

（1）取下临时修复体,将其就位于配套的种植体替代体。

（2）将低流动性硅橡胶注入到一瓶状容器中（容器大小以能够容纳种植体替代体和临时冠为宜）。在硅橡胶硬化前,将连接好的临时修复体和种植体替代体竖直埋入。临时修复体埋入硅橡胶的深度为接近外形高点处。

（3）硅橡胶硬化后,取下插入的临时修复体和种植体替代体。依据种植系统及型号选择合适的印模柱,将印模柱与种植体替代体相连。

（4）在印模柱与硅橡胶的空隙内注入树脂材料。待树脂材料硬化后,即可获得个性化印模柱。将个性化印模柱从硅橡胶中取出。

（5）清洗消毒后,将个性化印模柱就位于患者口内。必要时可拍摄 X 线片确定印模柱是否就位。

（6）填充倒凹,干燥牙面。

（7）选择合适的托盘,托盘中灌注低流动性印模材料,常规进行开窗式或非开窗式取模。

（8）取模结束后,进行口内清洁,临时修复体清洗消毒后重新戴入患者口内,检查咬合。

直接法和间接法的对比见表 7-1-1。

表 7-1-1　直接法和间接法的对比

	直接法	间接法
操作难度	操作步骤较简单	操作步骤较繁琐
患者等待时间	需等待模型灌好后才能重新戴入临时修复体,等待时间长	取模结束后即可重新戴入临时修复体,等待时间较短

【注意事项】

1. 利用种植体支持临时修复体进行软组织塑形,软组织塑形 2~3 个月,形态满意后方可进行个性化取模。

2. 直接法取模时,临时修复体上的导向沟间需相互平行,以便于临时修复体在印模材料中准确就位。

3. 直接法中,将临时修复体和种植体替代体复位到印模中时,要确认临时修复体是否到位。此步骤十分关键,若临时修复体没有到位就会造成模型不准确。

4. 直接法取模后,患者等待时间较长,为避免重新戴入临时修复体时软组织疼痛,建议在取模后即为患者旋入愈合帽。

5. 间接法中,尽量选择直径较小的印模柱,为制作个性化印模柱的树脂材料留出足够的空间。

(蔡潇潇)

第二节　修复体的戴入

一、固定式种植义齿的戴入

【概述】

固定式种植义齿适用于单颗牙缺失、多颗牙缺失、无牙颌不伴或者伴有少量牙槽骨吸收者。固定式种植义齿根据设计形式可以分为种植体支持的单冠、联冠和固定桥。根据固位方式不同可以分为粘接固位(cement-retained)和螺丝固位(screw-retained)式义齿。粘接固位式义齿的优点是美观、容易达到被动就位、费用低,适用于种植体位置不佳、螺丝孔影响美观以及多颗牙不易达到共同就位道的患者。螺丝固位式义齿的优点是易维护、无粘接剂残留、固位力强,在口腔卫生差、咬合紧无法获得足够粘接高度的病例可以采用。由于这两种固位方式的义齿戴牙方式有较多的不同,因此本节将分别讨论粘接固位和螺丝固位式义齿的戴牙。

【操作步骤】

1. 粘接固位式义齿

(1) 检查消毒义齿:取下义龈,检查义齿的形态,包括:前牙是否对称美观,穿龈形态是否恰当,唇侧有无悬突,后牙的穿龈形态是否过凸,联冠和桥的连接体部位是否与牙龈有间隙或留出足够的自洁空间;检查密合性:基台边缘是否与牙冠边缘密合;如果是联冠或桥,检查是否每颗基牙都可以达到被动就位;检查义齿边缘与邻牙的相对位置;检查义齿在模型上的咬合关系,是否能形成正常的覆𬌗、覆盖;取下修复体,检查基台转移导板是否与基台密合,是否标记基台唇侧。用乙醇或其他消毒液体消毒义齿及基台,用生理盐水清洗乙醇或其他消毒液。

(2) 移除口内愈合帽或覆盖螺丝,生理盐水冲洗穿龈袖口,吹干或吸干。在基台转移导板引导下安装基台,确认就位,手动旋紧或敲紧基台。如果基台就位后唇侧的标记线与模型相比有变化,则表示模型制取有问题,需要重新取模。

(3) 试戴牙冠,确认就位。冠边缘如果在牙龈上可以直视是否就位;在牙龈下用探针探查冠边缘与基台之间有无间隙,探针的移动是否平滑,或用临时粘接剂粘接后拍根尖 X 线片检查修复体是否到位,如果没有到位则在根尖 X 线片上显示修复体边缘与基台肩台之间有间隙。如果是联冠或桥则分别检查每颗基牙的修复体是否就位。

如果没有就位则需要分析阻力位置:如果来自于牙龈则会感到用力按压时组织有可让性,牙龈变白;如果由于触点阻挡则患者会感到明显胀痛,牙线不能通过。如果是联冠或桥无法就位时,排除了牙龈阻力和触点阻力,则说明可能是模型制取有问题,需要重新取模。

(4) 检查触点:修复体就位后牙线能通过邻接区但有明显阻力表示邻接关系良好。如果过紧,则牙线不能通过或牙线通过后被拉花,会影响修复体就位,患者胀痛不适感也会很明显,需要分次调磨。如果过松,则牙线通过无阻力,会导致食物垂直嵌塞,需要技师加触点。调磨触点时可以将 8~12μm 的咬合纸剪成 3×3mm 的小方块,放置在邻牙触点处,将修复体就位再取出,少量多次调改印记处直至触点合适。

(5) 检查咬合:总体原则是保证义齿在牙尖交错位、侧方𬌗及前伸𬌗无早接触及𬌗干扰。用咬合纸夹持器顺长轴夹住 100μm 的咬合纸,置于一侧𬌗面,嘱患者先轻叩齿,调改早接触咬合点,如一圈红色印迹内有白色点的则为早接触点;再重咬,种植牙支持的修复体上咬合印记较轻;最后做侧向运动:种植牙位于工作侧时,用双色咬合纸进行标记,如红色咬合纸做牙尖交错位咬合,蓝色咬合纸做工作侧侧方咬合,调磨单独的蓝色咬合点。如果种植体在前磨牙到磨牙的位置,则尽量调成尖牙保护𬌗;如果种植体在尖牙的位置,则尽量调成组牙功能𬌗。

（6）修复体全部调改完成后，嘱患者自己检查修复体的形态及颜色，并进行调整。患者对形态满意后，将修复体返回技工室上釉。如果没有条件进行上釉者则需要进行彻底细致的抛光。

（7）基台螺丝预载荷：用种植系统配套的扭矩扳手按照各个系统要求旋紧螺丝至要求的扭矩。非螺丝固位的基台按照要求将基台敲紧就位。

（8）封堵螺丝孔：螺丝孔消毒吹干，用封洞材料（常用聚四氟乙烯膜或弹性树脂）封螺丝孔。

（9）粘接：粘接区域隔湿。义齿内置粘接剂，置入后咬紧或压紧。待粘接剂初步硬固后，用探针或龈上刮治器清除多余粘接剂。邻面粘接剂可使用打了结的牙线反复提拉去净。

用探针或龈上刮治器仅能去除基台肩台位于龈下 1~2mm 内的粘接剂。如果肩台位置过深，需要选择溶解性较好、无细胞毒性的粘接剂，或制作粘接代型去除多余的粘接剂，或设计个性化的基台改变肩台位置，或预留𬌗面螺丝孔，粘接剂硬固后旋出基台及冠，在口外抛光去除多余粘接剂，或改变粘接固位式义齿为螺丝固位式义齿。

2. 螺丝固位式义齿

（1）检查消毒义齿：同粘接固位式义齿。如果螺丝固位的修复体是联冠或桥，则需在模型上检查修复体是否为被动就位。

（2）口内移除愈合帽或覆盖螺丝，生理盐水冲洗穿龈袖口，吹干或吸干。

（3）试戴义齿：义齿就位，可通过以下三种方法检查义齿是否就位：①义齿边缘嵴相对于邻牙的位置是否与模型一致；②义齿在手动上紧螺丝时如果扭矩突然增加无法旋动，则表示义齿无阻挡就位，如果扭矩逐渐增加表示有软组织、邻牙或骨组织干扰；③拍根尖 X 线片检查基台与种植体连接位置是否到位。

（4）检查触点：同粘接固位式义齿。

（5）检查咬合：同粘接固位式义齿。

（6）基台螺丝预载荷：修复体抛光上釉同粘接固位式义齿。用种植系统配套的扭矩扳手旋紧螺丝至要求的扭矩。

（7）封堵螺丝孔：螺丝孔消毒吹干，用封洞材料封基台螺丝孔。用耐磨性较好的树脂封牙冠上的螺丝孔。抛光封孔材料。

【注意事项】

1. 粘接固位和螺丝固位式固定义齿的成功率没有统计学差异。医师应结合患者具体情况,按需选用合适的固位方式的修复体。

2. 粘接固位式义齿戴入时,如果牙冠未戴到位,可能导致软组织长入、牙龈炎症、牙冠松动等问题,需要确认牙冠到位后再粘接。如果粘接剂有残留,可能导致种植体周围黏膜炎或种植体周围炎,因此粘接剂的去除非常重要。

3. 螺丝固位式义齿戴入时,如果修复体未戴到位,可能导致螺丝疲劳松动甚至折断,需要确认修复体在口内被动就位。

(杨醒眉)

二、可摘式种植义齿的戴入

【概述】

可摘式种植义齿(implant-supported removable denture)又称种植覆盖义齿(implant-supported overdenture),义齿固位类型包括杆卡、球帽、磁性附着体、双层冠、Locator 等多种方式,本节将以目前较常用的 Locator 固位方式为例来介绍种植覆盖义齿的戴入操作。

【操作步骤】

1. 选择基台高度　根据牙龈在患者口内最高点确定的牙龈高度来选择基台高度,以确保种植体未被软硬组织覆盖。

2. 戴入基台　使用 Locator 专用螺丝刀将基台用手拧入种植体,使用螺丝刀配合棘轮扳手以最大 35N·cm 的扭力拧紧基台。

3. 义齿戴入　根据附着体阴性部件的固定方式可将戴入方式分为以下两种:

(1) 在技工室预先将附着体阴性部件固定在义齿的组织面。

1) 将义齿戴入患者口内,义齿组织面的阴性衬垫顺势卡入对应的口内基台上,义齿组织面与黏膜轻微接触,咬合时紧密接触。

2) 调𬌗达到平衡𬌗。

3) 更换垫片。取出阴性部件内的黑色塑料衬垫,根据实际情况更换不同固位力大小的阳性垫片。Locator 基台阳性垫片其角度可调 10° 的有蓝色、粉色、无色;阳性垫片其角度可调在 10°~20° 的有红色、橙色、绿色;其固位力依次增大,根据种植体之间的角度和固位力的大小,选择好相应颜色阳性垫片,达到最适的固位强度。

(2) 在口腔内固定附着体阴性部件。

1) 将预先制作完成的义齿组织面对应基台处打磨出适当大小的孔洞,以便容纳阴性部件。

2）在患者口内进行义齿试戴。确认颌位关系、垂直距离、美观效果后，调𬌗达到牙尖交错位与非牙尖交错位的平衡。

3）试戴合适后，先将预成塑料圈戴入口内基台阳性部件上，以填塞基台颈部倒凹，然后在其上方扣入带黑色衬垫的阴性部件。

4）将义齿组织面预留的阴性部件空间扩大，尽量在侧面非美观区设置排溢孔。

5）调拌自凝树脂，在黏丝期放入占位孔。

6）将义齿放入患者口内，引导患者于牙尖交错位紧咬合，待树脂凝固后取下义齿，此时阴性部件已经固定在义齿组织面内。用慢速手机小心去除多余自凝树脂。

7）将阴性部件内的黑色衬垫更换为适当固位力大小的阳性垫片。再次将义齿戴入患者口内，复查咬合关系并调改抛光。

4. 定期检查　修复后第 7 天，第 3、6、12、24 个月复诊，出现问题随诊。

（1）检查覆盖义齿的固位力和稳定性，Locator 基台阳性垫片是否松动；

（2）检查基台附近是否有炎症和种植体松动现象，使用最大不超过 35N·cm 扭矩确定基台的紧固度。若发生种植体周围炎，要立刻对症处理；

（3）检查咬合关系，去除𬌗干扰，基托下沉时要重衬或重做义齿，使两侧后段牙槽嵴与前段种植体共同均匀受力；

（4）定期全景片复查种植体周围牙槽骨的吸收情况。

【注意事项】

1. 良好的口腔卫生是成功的关键，每次餐后取下义齿进行清洗，禁用热水和消毒剂消毒。

2. 指导患者使用小头牙刷，配合使用牙线清洁基台。使用非摩擦式牙膏，推荐使用冲洗系统来保持基台袖口处的清洁。

3. 患者应定期复诊进行清洁，并对附着体进行检查评估，基台牙龈袖口和基台四周沟槽区域是检查重点，使用塑料或者碳纤维器械清洁基台，以免基台表面造成刮痕。

（唐　华）

第八章

数字化口腔种植技术操作常规

第一节　数字化导板引导种植体植入术

【概述】

数字化导板引导种植体植入术是指在数字化导板引导下,逐级制备种植窝,最终植入种植体的技术。过程包括:利用种植导板设计软件,以修复为导向在牙缺失的位点虚拟放入合适长度和直径的种植体,根据患者牙槽骨骨量和相应的解剖结构调整种植体的三维位置和方向,通过快速成形技术或数控切割技术,制作出数字化导板,在数字化导板的引导下,逐级制备种植窝,植入种植体。通过该技术可以获得精确的植入位置和方向。

数字化导板按照支持方式,分为:

1. 牙支持式导板　用于个别牙缺失的翻瓣或不翻瓣手术,手术导板由牙支持。

2. 牙 - 黏膜支持式导板　用于 Kennedy Ⅰ类、Ⅱ类牙缺失,手术导板由牙和黏膜共同支持。

3. 黏膜支持式导板　用于全颌牙缺失的不翻瓣种植手术,手术导板由黏膜支持。

【适应证】

1. 复杂种植手术,为增加手术安全性的情况。

2. 多颗牙缺失或单颗缺牙区牙槽嵴狭窄,要求植入位置高度精确的情况。

3. 希望实现即刻修复的情况。

【禁忌证】

1. 对手术导板材料过敏的患者。

2. 由于患者开口度不足,手术导板或钻针无法就位者。

【操作步骤】

1. 数据的获取

(1) 获取硬组织数据:拍摄全牙列 CBCT,获取 Dicom 数据,将 Dicom 数据导入种植导板设计软件中,重建出放射 3D 影像。

(2) 获取牙列和软组织数据:可以采用口内扫描法和模型扫描法。

1) 口内扫描法:通过数字化口腔扫描设备,对患者口腔内的牙列和黏膜取数字化模型。

2) 模型扫描法:常规取模,灌制模型。对模型进行扫描以获取患者口腔内的牙列和黏膜信息。

数据的获取通常采用两步法,即分别获取硬组织数据,以及牙列和软组织数据,再进行叠加。但对于缺牙较多,两步法难以完成数据重叠的病例,可以通过制作放射导板,然后戴入导板进行 CBCT 扫描,一次获得软硬组织的数据。

具体步骤如下:在石膏模型上排蜡牙,试排牙,患者对蜡牙满意后,包埋充胶,制作出一副可摘义齿。在关键点放置阻射标志点,义齿基托的组织面内加衬一层均匀的放射阻射材料。嘱患者戴阻射义齿拍摄全牙列 CBCT。通过放射阻射材料的显影获取软组织数据。

(3) 获取修复体数据

1) 虚拟排牙法:通过在种植导板设计软件中,用数字化模型完成虚拟排牙,获取修复体数据。

2) 排牙模型扫描法:在石膏模型上排蜡牙,并扫描石膏模型和蜡牙,获取修复体数据。

2. 导板的设计

(1) 重叠数据。

(2) 标记解剖结构:在种植导板设计软件中,标注出重要的解剖结构,包括下颌神经管、上颌窦边缘等。

(3) 虚拟植入种植体:根据重叠数据后的修复体位置,以修复为导向,放置虚拟种植体,根据种植位点的骨量和重要解剖结构,调整虚拟种植体的直径和长度,位置和方向。

(4) 设计固位钉:对于黏膜支持式导板,需要在颌骨上放置 3 个以上虚拟固位钉,以保证导板的稳定。固位钉的位置应尽量分散,深度不小于 5mm。

3. 导板的制作　导板设计完成,检查无误后,生成 STL 格式,采用快速成形技术或数控切割技术制作种植手术导板。修整导板,清洗消毒后备用。

4. 种植体的植入

(1) 将数字化导板在患者口内进行试戴,检查导板在口内的适合性和稳定性。对于黏膜支持式导板,术前应使用硅橡胶记录咬合,将导板与对颌牙列或者上下颌导板的关系复制下来,用于在术中校正导板的位置。

(2) 将数字化导板和硅橡胶咬合记录进行消毒,以备使用。

(3) 手术患者行口内、口外消毒后,铺巾,准备手术。

(4) 将导板精确地戴入口内,对于黏膜支持式导板,需要用硅橡胶咬合记录校正定位,并使用固位针,将导板固定在口内。

(5) 在角化牙龈充足的情况下,可以直接环切牙龈。在角化牙龈不足的情况下,需要做切口翻瓣。然后选择相应的压板和钻针,逐级制备种植窝。植入种植体,最后缝合。

(6) 术后拍摄 CBCT,检查种植体的位置和方向。

【注意事项】

1. 数字化导板引导种植体植入术可能产生误差的主要原因包括阻射义齿口内就位不当,患者移动,CT 扫描误差,导板就位不当或固位不稳,骨阻力和种植体类型等因素。手术中应检查并加以注意。

2. 对于多颗种植体的导板设计,要根据后期修复方式,合理设计种植体之间的角度关系。

(莫安春　姚　洋)

第二节　数字化印模技术

【概述】

数字化印模技术(digital impression)是指借助三维扫描仪对患者口内种植体的三维位置及相关的软硬组织的表面进行采样,获取表面离散点的几何坐标数据,将其几何形状数字化所获得的实时数字化印模。与传统印模相比,口内三维数字化扫描印模具有提高患者的舒适度,数字模型便于储存、整理和远程交流等优点。

【操作步骤】

1. 扫描前仪器的准备　将扫描仪器开机,扫描头进行校准、安装、预热。

2. 选择与种植体系统及型号匹配的扫描杆套装(包括螺丝、扫描帽等)。

3. 创建订单,即设置患者、扫描牙位等信息。

4. 移除患者口内的愈合帽或覆盖螺丝,生理盐水冲洗穿龈袖口,吹干。

5. 使用口内扫描仪对种植体的穿龈轮廓及工作侧的软硬组织进行扫描。

6. 在口内安装就位扫描杆　必要时拍摄X线片,以检查扫描杆就位情况。

7. 对种植体扫描杆进行扫描　选择扫描杆顶部标记牙位,并进行扫描。

8. 扫描对颌　干燥口内,扫描对颌的软硬组织。

9. 扫描咬合　在患者牙尖交错位的状态下从颊侧方向,自后向前进行局部牙弓的扫描以记录咬合关系。

10. 将获得的数据保存,并传送至技工中心以备后期的设计制作。

【注意事项】

1. 穿龈深度过深、种植体位置异常等因素导致种植体扫描杆无法准确就位时,不适宜采取此方法取模。

2. 口内采集种植体数字印模时,不同种植体系统和型号的扫描杆不能混用,医师在实际操作中应正确选择与种植体型号配套的扫描杆。

3. 使用前应检查扫描杆是否有磨耗等,应遵循操作指南,严控使用次数。

4. 扫描前应与患者允分沟通,嘱其在操作过程中勿动。以避免扫描时,受到头部移动和舌运动等的影响。

5. 口内扫描前,对扫描区域进行冲洗并吹干,以避免或减少唾液对图像采集质量的影响。

6. 由于采集原理等不同,有些品牌的扫描仪器在扫描前需采用专用喷雾器在种植扫描杆及邻牙表面均匀地喷涂一层稀薄的粉末。此时应避免涂层过厚影响今后修复体的密合度。

（康　宁）

第九章

口腔种植义齿维护常规

第一节 宣 教

【概述】

种植义齿戴入后,常规需要进行宣教,对种植义齿的长期成功率有非常关键的作用。宣教可以借助模型、图片、视频对患者进行讲解。

【宣教内容】

1. 保持口腔卫生 患者需要进行有效的口腔清洁,特别是种植牙邻近牙龈组织部位的清洁,以防种植体周围黏膜炎及种植体周围炎。

(1) 种植牙及天然牙需要常规用巴氏刷牙法或电动牙刷刷牙,每天至少2次,每次3分钟;

(2) 常规用牙线清洁种植牙及天然牙邻面,每天刷牙前或饭后两颗牙之间逐个使用;

(3) 固定式种植义齿的联冠、桥体及长桥组织面无法用常规牙线进入时,需要用两端较硬的特制牙线或牙间隙软刷等清除食物残渣、软垢;

(4) 常规每半年洁牙,去除牙石;

(5) 不要吸烟,以延长种植牙的使用寿命;

(6) 种植体附近的天然牙如果有疾病,也易引起种植体周围炎,因此需要及时治疗。

2. 咀嚼习惯 避免咀嚼坚硬食物(如甘蔗、碎骨、软骨、干果壳、蟹壳等);纠正偏侧咀嚼等不良习惯;如果有磨牙习惯者需要戴保护牙套,防止种植义齿受力过大而影响其使用寿命;种植体及上部结构的部件或螺丝,在长期咬合力作用下,可能会出现松动,需尽快与医师联系复诊。

3. 复诊　一般情况下,修复后 1 个月、6 个月和 1 年进行复诊,以后每年复诊。如发现问题应及时复诊处理。

第二节　随　　访

【概述】

通过常规随访可以早期发现种植义齿出现的问题,及时给予干预,预防或阻断疾病进程,将危害降至最低程度,避免造成不可挽回的损失,达到"早发现、早诊断、早治疗"的目标。应对患者强调随访的重要性,提高患者主动保护的意识。

【操作步骤】

1. 问诊　询问患者的主观感受,种植义齿是否有疼痛、松动、嵌塞、咬合高点、咀嚼无力等异常感觉。

2. 检查

(1) 口腔卫生检查:全口有无明显的菌斑、结石,种植牙周围有无病患牙。

(2) 修复体检查:修复体是否完整,是否有崩瓷或瓷裂。

(3) 咬合检查:是否有新的牙尖交错位、侧方殆及前伸殆的早接触。

(4) 软组织检查:种植体周围黏膜有无红肿,用手指按压有无溢脓,牙周探针探诊深度有无增加。

(5) 影像学检查:拍根尖 X 线片、全景片或 CBCT 检查种植体周围的骨有无吸收,种植体邻近的天然牙有无牙周骨吸收或根尖暗影。

3. 宣教　如果有问题及时进行干预和治疗。

(杨醒眉)

第三节　种植体周洁治术

【概述】

患者随访时如果种植义齿颈缘有食物残渣、软垢或者结石等情况时,就要考虑进行种植体周洁治术。或者当患者出现种植体周围疾病时首先要考虑的是进行种植体周围的洁治术。

【操作步骤】

1. 器械选择　牙周及种植体周的洁治器械分为手用器械和电(气)动设备。手用器械的种类及各自的特点如下：

(1) 不锈钢洁治器：洁治效果好，但可能会使种植体表面变粗糙，造成植体或基桩表面的金属污染。一般不建议用于种植义齿的清洁。

(2) 纯钛洁治器：可有效去除菌斑和牙石，避免异种金属的污染，在种植体表面留下的痕迹较浅。

(3) 碳纤维洁治器：对钛种植体基台表面形貌及粗糙度无明显影响。手用碳纤维洁治器效率较低。

(4) 树脂类洁治器：对钛种植体表面的生物学特性影响最小，但硬度小，不能高效去除附着牢固的菌斑和牙石。碳纤维和树脂类洁治器与超声装置联合使用可获得良好效果。

牙周及种植体周洁治的电(气)动设备包括超声和磁致伸缩洁牙机、气压喷磨洁牙机等。它们通常具有较高的洁治效率，但金属洁牙头常会破坏金属表面形态。目前，越来越多地采用高分子材料洁治头(如 EMS Peek)，既可以提高效率，同时也不会对种植体及基桩表面产生破坏。而气压喷磨洁牙机是利用压缩空气将碳酸氢钠、磷酸氢钠等粉末喷出，并与另一喷嘴的水相混合形成糊状物，利用糊状物的冲击力去除种植体及牙周的菌斑、牙石或色素。近年来还出现了以甘氨酸微粒作为气压喷磨洁牙机的粉剂，也取得了很好的效果。

2. 术前口腔消毒。

3. 能有效去除菌斑、牙石、色素的前提下，尽量避免破坏基桩、钛种植体表面的完整性、生物学性能，以及种植体周围软组织的封闭性。可以考虑首先使用普通超声器械去除大量牙石，不触碰种植体表面。对于残留结石选用合适的刮治器去除。然后采用橡皮杯抛光膏，或者牙线进行仔细抛光。

4. 对于种植体直接暴露或者患者有种植体周围炎进行外科手术暴露种植体，还要考虑进行种植体表面清洁。清洁方法首先是采用前述提及的机械清洁，然后可以选择激光、光动力或者化学疗法(枸橼酸等)辅助进行种植体表面的彻底清洁。目前尚没有研究表明何种方法更占优势。

5. 对于口腔内的其他病变位点进行相应的洁治。

6. 刮治过程中注意使用盐水或氯己定溶液反复冲洗洁治刮治部位。

7. 有针对性地进行口腔卫生指导，确定患者下次随访维护的具体时间。

（谭　震）

参考文献

1. 宫苹,梁星,陈安玉.口腔种植学.北京:科学技术文献出版社,2011.

2. 宫苹.种植义齿修复设计.成都:四川大学出版社,2004.

3. 巢永烈,梁星.种植义齿学.北京:北京医科大学协和医科大学联合出版社,1999.

4. 谭震.口腔种植关键技术实战图解.北京:人民卫生出版社,2014.

5. 王翰章,周学东.中华口腔科学(口内修复卷).北京:人民卫生出版社,2009.

6. 易新竹.殆学.北京:人民卫生出版社,2012.

7. 周学东.实用口腔微生物学与技术.北京:人民卫生出版社,2009.

8. 宿玉成.口腔种植学.第2版.北京:人民卫生出版社,2014.

9. 宿玉成.现代口腔种植学.北京:人民卫生出版社,2004.

10. Buser D,BeIser U,Wismeijer D.国际口腔种植学会(ITI)口腔种植临床指南(第一卷)——美学区种植治疗:单颗牙缺失的种植修复.宿玉成,译.北京:人民军医出版社,2008.

11. Wismeijer D,Buser D,Chen S.国际口腔种植学会(ITI)口腔种植临床指南(第六卷)——美学区连续多颗牙缺失间隙的种植修复.宿玉成,译.北京:人民军医出版社,2014.

12. 张健.数字化口腔种植外科技术.沈阳:辽宁科学技术出版社,2016.

13. 满毅,吴庆庆,宫苹,等.美学区种植外科修复治疗流程新方案.国际口腔医学杂志,2015,42(4):373-383.

14. Wu Q,Gong P,Man Y,et al. Evaluation of the efficacy of keratinized mucosa augmentation techniques around dental implants:a systematic review.Journal of Prosthetic Dentistry,2015,113(5):383-390.

15. Misch,Carl E. Contemporary Implant Dentistry. Contemporary implant dentistry. Mosby Elsevier,2008:90.

16. Muller F,Barter S. ITI treatment guide volume 9-implant therapy in the geriatric patient,2016.

17. Chen S,Buser D,Wismeijer D. Sinus floor elevation procedure. ITI treatment guide series,Vol. 5. Quintessenz Verlags-GmbH,2011.

18. Gay IC,Tran DT,Weltman R,et al. Role of supportive maintenance therapy on implant survival:a university-based 17 years retrospective analysis. Int J Dent Hyg,2016,14(4):267-271.

19. Harris D,Höfer S,O'Boyle CA,et al. A comparison of implant- retained mandibular overdentures and conventional dentures on quality of life in edentulous patients:a randomized,prospective,within-subject controlled clinical trial. Clin Oral Implants Res,2013,24(1):96-

103.

20. Moreira A H, Rodrigues N F, Pinho A C, et al. Accuracy Comparison of Implant Impression Techniques: A Systematic Review. Clinical Implant Dentistry & Related Research, 2015, 17 (S2): e751-e764.

21. Misch CE. Dental Implant Prosthetics. St Louis, Mo: Mosby, 2005, 414-420.

22. Lee A, Okayasu K, Wang HL. Screw- versus cement-retained implant restorations: current concepts. Implant Dent, 2010, 19 (1): 8-15.

23. Buzayan M, Baig MR, Yunus N. Evaluation of accuracy of complete-arch multiple-unit abutment-level dental implant impressions using different impression and splinting materials. Int J Oral Maxillofac Implants, 2013, 28 (6): 1512-1520. doi: 10.11607/jomi.2958.

24. Chew AA, Esguerra RJ, Teoh KH. Three-Dimensional Accuracy of Digital Implant Impressions: Effects of Different Scanners and Implant Level. Int J Oral Maxillofac Implants., 2017, 32 (1): 70-80. doi: 10.11607/jomi.4942. Epub 2016 Oct 5.

25. Bornstein MM, Horner K, Jacobs R. Use of cone beam computed tomography in implant dentistry/current concepts, indications and limitations for clinical practice and research. Periodontol 2000, 2017, 73 (1): 51-72.

26. Bohner LO, Tortamano P, Marotti J. Accuracy of linear measurements around dental implants by means of CBCT with different exposure parameters. Dentomaxillofac Radiol, 2017, 23 : 20160377.

27. Bornstein M M, Hart C N, Halbritter S A, et al. Early loading of nonsubmerged titanium implants with a chemically modified sand-blasted and acid-etched surface: 6-month results of a prospective case series study in the posterior mandible focusing on peri-implant crestal bone changes and implant stabilit. Clinical Implant Dentistry & Related Research, 2009, 11 (4): 338-347.

28. Garcia C A, Gonzalez S O, Garrido Garcia V C. Analysis of two methods for occlusal contact registration with the T-Scan system. Journal of Oral Rehabilitation, 1997, 24 (6): 426.

29. Tanaka TI, Chan HL, Tindle DI, et al. Updated clinical considerations for dental implant therapy in irradiated head and neck cancer patients. J Prosthodontics, 2013, 22 (6): 432-438.

30. Vercruyssen M, Laleman I, Jacobs R, et al. Computer-supported implant planning and guided surgery: a narrative review. Clinical Oral Implants Research, 2015, 26 (Suppl 11): 69.

31. Wang HL, Boyapati L. "PASS" principles for predictable bone regeneration. Implant Dent, 2006, 15 (1): 8-17.

32. Summers RB. The osteotome technique: Part 3—Less invasive methods of elevating the sinus floor. Compendium, 1994, 15 (6): 698, 700, 702-704.

33. Pjetursson BE, Lang NP. Sinus floor elevation utilizing the transalveolar approach. Periodontol 2000, 2014, 66 (1): 59-71.

34. Von Arx T, Buser D. Horizontal ridge augmentation using autogenous block grafts and the guided bone regeneration technique with collagen membranes: a clinical study with 42 patients. Clin Oral Implants Res, 2006, 17 (4): 359-366.

35. Nishioka RS, Souza FA. Bone spreading and standardized dilation of horizontally resorbed bone: technical considerations. Implant Dent, 2009, 18 (2): 119-125.

36. Omara M, Abdelwahed N, Ahmed M, et al. Simultaneous implant placement with ridge augmentation using an autogenous bone ring transplant. Int J Oral Maxillofac Surg, 2016, 45 (4): 535-544.

37. Teng F, Zhang Q, Wu M, Rachana S, Ou G. Clinical use of ridge-splitting combined with ridge expansion osteotomy, sandwich boneaugmentation, and simultaneous implantation. Br J Oral Maxillofac Surg, 2014, 52 (8): 703-708.

38. Schneider D, Grunder U, Ender A, et al. Volume gain and stability of peri-implant tissue following bone and soft tissue augmentation: 1-year results from a prospective cohort study. Clin Oral Implants Res, 2011, 22 (1): 28-37.

39. Levine RA, Huynh-Ba G, Cochran DL. Soft tissue augmentation procedures for mucogingival defects in esthetic sites. Int J Oral Maxillofac Implants, 2014, 29 (Suppl): 155-185.

40. Stuart J. Froum.Dental Implant Complications: Etiology, Prevention, and Treatment. 2nd ed.Wiley-Blackwell, 2015.

41. Jover-Cerveró A, Bagán JV, Jiménez-Soriano Y, et al. Dental management in renal failure: Patients on dialysis. Med Oral Patol Oral Cir Bucal, 2008, 13 (7): E419-426.

42. Radzewski R, Osmola K. The Use of Dental Implants in Organ Transplant Patients Undergoing Immunosuppressive Therapy: An Overview of Publications. Implant Dent, 2016, 25 (4): 541-546.